湖南省高职高专药学类专业特色教材

药物分析实训指导及习题集

主　编　欧阳卉

副主编　董明芝

编　者　（以姓氏笔画为序）

于　勇（湖南食品药品职业学院）

朱跃芳（株洲市食品药品检验所）

刘代群（湖南食品药品职业学院）

欧阳卉（湖南食品药品职业学院）

郑　冲（湖南食品药品职业学院）

董明芝（西安正大制药有限公司）

中国健康传媒集团

中国医药科技出版社

内 容 提 要

　　本教材以药物检验岗位需求为导向,突出药物检验的基本技能需求,注重实践操作,缩小学校培养人才与医药行业企业所需人才的距离。本教材内容包括实验室规则、实训内容及习题集。实训内容主要有滴定液配制与标定、物理常数的测定、药物的鉴别、药物的杂质检查、药物剂型检查、药物含量测定及综合实训与设计性实验。本教材将基础知识与湖南省药学专业技能抽查、药物分析技能竞赛紧密结合,适于高职高专药学、药品质量与安全、药物制剂(药品生产技术)、药品经营与管理、食品药品监督管理等专业教学使用,也可供其他专业学历层次选用。

图书在版编目(CIP)数据

药物分析实训指导及习题集 / 欧阳卉主编 . —北京：中国医药科技出版社,2019.3
湖南省高职高专药学类专业特色教材
ISBN 978-7-5214-1025-9

Ⅰ.①药… Ⅱ.①欧… Ⅲ.①药物分析—实训—高等职业教育—教学参考资料
Ⅳ.① R917-33

中国版本图书馆 CIP 数据核字(2019)第 047094 号

美术编辑　陈君杞
版式设计　南博文化

出版　**中国健康传媒集团** | 中国医药科技出版社
地址　北京市海淀区文慧园北路甲 22 号
邮编　100082
电话　发行 : 010-62227427　邮购 : 010-62236938
网址　www.cmstp.com
规格　787×1092mm $^1/_{16}$
印张　13
字数　210 千字
版次　2019 年 4 月第 1 版
印次　2022 年 1 月第 2 次印刷
印刷　三河市百盛印装有限公司
经销　全国各地新华书店
书号　ISBN 978-7-5214-1025-9
定价　**39.00 元**

前言

药物分析是药学、药品质量与安全、药物制剂（药品生产技术）等专业教学计划中设置的一门主要专业课程，是一门实践性很强的方法学科，实验课是药物分析课程教学中不可缺少的组成部分，是整个教学过程中的一个重要环节。

本教材以《药物分析课程标准》《药物分析综合实训课程标准》为参考依据，结合药品生产企业、药品检验研究所等医药行业企业药物检验岗位工作任务和任职要求调研结果编写而成。在形式上尝试采用模块化课程，采用任务驱动项目导向教学模式，理论与实践紧密结合，注重学生的职业素养、职业能力和动手能力的培养。本教材内容共分四部分：首先，实验室规则，介绍药物分析实验中的基本要求和需要注意的事项；其次，实验内容，是本书的主要部分，共分为基础模块、药物的鉴别、药物的杂质检查、药物剂型检查、药物含量测定、综合实训与设计性实验等六个模块；第三，附录，包括试液制备和药品检验工作的一般原则；最后是习题集，包括填空题、单选题、多选题、配伍题、计算题、问答题、名词解释和综合题，题型多样，教师可以根据需要安排学生随堂练习或课后复习，有利于学生把握重点，巩固所学知识。实训内容与药物分析技能竞赛、湖南省药学专业技能抽查相结合，凡是药学专业技能抽查的实训均配有技能考核，突出了本课程的专业性、职业定向性和适用性。本教材主要供高职高专药学、药品质量与安全、药物制剂（药品生产技术）、药品经营与管理、食品药品监督管理等专业学生使用，其他专业学历层次也可选用。

本教材是所有编者在多年教学经验基础上编写而成。编写分工如下。欧阳卉负责全书统稿以及编写项目一、二、三、四、五、十、十一、十三和附录1、2，董明芝负责编写项目十二（任务3），刘代群负责编写项目六、七、八、九，郑冲负责编写项目十二（任务1、2）、十五、十六，于勇负责编写项目十四，朱跃芳、欧阳卉共同负责编写项目十七、十八。各编委均参加习题的编写工作。

本教材的编写得到了学院、教务处及药学院领导的关心和大力支持，西安正大制药有限公司研究员董明芝、株洲市食品药品检验所副所长朱跃芳、湖南九芝堂的专家对教学内容的设计、筛选、实训报告等给予了热情帮助，在此表示衷心感谢。

由于编者水平有限及时间仓促，不当之处，敬请各位师生在使用中提出宝贵意见。

编者

2018年12月

目 录

实验室规则

1. 必须带实验指导、实验记录本、实验预习报告、穿工作衣进入实验室，严格遵守实验室规章制度，服从实验老师的指导。

2. 课前做好预习。明确该次实验的目的要求，熟悉实验内容、顺序、操作要点、所需的仪器及实验中必须注意的事项。每次实验课应有准备地接受教师的提问。

3. 实验中注意台面的整齐清洁，所用仪器应洗净，并按一定位置排列以方便操作。

4. 严格按实验规程操作，仔细观察实验现象，及时用签字笔将实验数据准确记录在记录本上，决不允许记于小纸条上或手掌上。原始记录是实验报告的组成部分，尊重实验原始记录是必要的科学作风，绝不允许将记录本内任何数据擅自涂改，如系写错，应以签字笔将写错处划去（但要求能看清原来数据），再重写一次。

5. 取用试液或试剂严防污染，试剂瓶上的滴管不得放在桌上，滴管不得与任何其他溶液或器壁接触，用后放回原试剂瓶中，不得放错，如有意外，应立即更换。

6. 爱护仪器设备，节约实验试剂。使用精密仪器必须经过老师批准，并做好使用登记。如有仪器损坏，应立即报告老师，按老师要求办理登记报损或赔偿手续。

7. 实验结束时，必须按照规定把实验用品和仪器清理干净放置好，有毒、有腐蚀性的废液应倒入指定废液缸里、离开实验室前应洗手。

8. 牢固树立"安全第一"的思想，做好防火、防爆、防腐蚀、防污染、防中毒等措施。

9. 实验室内严禁吸烟，不许带入食品及个人杂物。

10. 值日生在实验结束后，做好实验室的清洁卫生工作，并检查实验室的水、电、门、窗等安全事宜。

11. 学生在实验室的表现，包括回答老师课堂提问、课堂作业完成情况及其作业质量等，还包括有无旷课、迟到早退以及是否遵守规章纪律等诸方面，将由老师逐次填写在学生实验考察表中，作为实验课衡量其思想品德和计算学科实验考察成绩的依据。

模块一　基础模块

项目一　容量仪器的洗涤、使用与校正

任务1　容量仪器的洗涤与使用

一、任务背景

在分析工作中，使用的玻璃仪器必须洁净，否则带来很大的误差，甚至得出错误的结果。因此，洗净玻璃仪器通常是实验前必须做的准备工作。

二、任务书

学生角色	检验员
工作任务	洗涤容量瓶、移液管、刻度吸管、酸式滴定管、碱式滴定管、烧杯、胶头滴管等
项目情景	自来水冲洗，如还不洁净，再用洗液润洗或泡洗（污染严重），洗液倒回原贮存瓶
任务描述	以小组为单位，清点容量瓶、移液管、刻度吸管、酸式滴定管（50ml）、碱式滴定管（50ml）、烧杯、胶头滴管并洗涤，规范熟练使用
目标要求	1.掌握常用容量仪器的洗涤及使用方法 2.正确读数，及时记录

三、相关知识

（一）容量仪器的洗涤

1.洗涤程序

倒净废液→清水冲洗→洗液浸洗（去污粉浸洗）→清水荡洗→纯化水漂洗。

2.洗涤干净的标准

仪器外观清洁、透明，除水外无其他任何杂物，器壁均匀地附着一层水膜，既不

聚成水滴，也不成股流下。

3.容量仪器的洗涤

（1）锥形瓶、烧杯等一般玻璃仪器的洗涤 将容器内残留的溶液倒掉，先用自来水冲洗一下，再用毛刷蘸取少量去污粉擦洗容器内外壁，然后用自来水冲洗干净后，用纯化水荡洗3次。

（2）容量瓶的洗涤 先用自来水洗几次，倒出水后，内壁不挂水珠，即可用纯化水荡洗3次后备用。若挂有水珠，就必须用洗液洗涤。

（3）移液管的洗涤 移液管使用前应洗至整个内壁不挂水珠。先用自来水冲洗一次，再用洗液洗涤。吸取洗液至移液管的1/4处，把管横过来，一边转动移液管，一边使管口降低，让洗液布满全管，然后直立，洗液从下口放回原瓶。再用自来水冲洗，吸取纯化水将内壁清洗3次，并用洗瓶冲洗管的外壁。

（4）滴定管的洗涤 无明显油污的滴定管，直接用自来水冲洗；有油污不易洗净时，用洗液洗涤，将管内的水尽量除去，关闭活塞，倒入10～15ml洗液于滴定管中（碱式滴定管应卸下乳胶管，套上旧橡皮乳头），洗液布满全部管壁，打开活塞，将洗液放回原瓶中，用自来水冲洗后，再用纯化水淋洗3次，备用。

注意：洗液具有很强的腐蚀性，会灼伤皮肤和破坏衣物。如果不慎将洗液洒在皮肤、衣物和实验桌上，应立即用水冲洗。洗液倒入原洗液瓶中（可重复利用），当颜色变为绿色时，已经失去去污作用，应倒入专用的容器回收处理，不能倒入下水道。

（二）容量仪器的使用

1.滴定管的基本操作

检漏（涂凡士林）→洗涤→润洗→装溶液→排气泡→调零→滴定练习（读数及记录）

2.容量瓶的基本操作

检漏→洗涤→转移溶液→初步混匀（平摇）→定容→摇匀

3.移液管基本操作

检查→洗涤→润洗→吸取溶液→调液面→移取溶液

四、项目实施

1.仪器设备

容量瓶（100ml）、移液管（10ml、25ml）、刻度吸管（1ml、2ml、5ml、10ml）、酸式滴定管（50ml）、碱式滴定管（50ml）、锥形瓶（250ml）、烧杯、洗耳球、胶头滴管、洗瓶、移液管架、试剂瓶等。

2.试剂

铬酸洗液、样品溶液、纯化水等。

3.实施过程

（1）洗涤锥形瓶、烧杯、胶头滴管备用。

（2）容量瓶检漏、洗涤，备用。

（3）移液管、刻度吸管洗涤，备用。

（4）练习使用10ml移液管移取样品溶液至100ml容量瓶中，加水稀释至刻度，摇匀。

（5）酸式滴定管的检漏、洗涤、润洗、装液、排气泡、调零、滴定练习，记录读数。

（6）碱式滴定管的检漏、洗涤、润洗、装液、排气泡、调零、滴定练习，记录读数。

五、数据记录与处理

	第一次	第二次	第三次
滴定管初读数（ml）			
滴定管终读数（ml）			
滴定液体积（ml）			

六、考核评价

各项仪器考核评分标准见表1-1至表1-5。

表1-1　容量瓶和移液管的洗涤考核评分表（考核时间20min）

考核内容	分值	评分细则	实得分
职业素养与操作规范（20分）	5	工作服穿着规范、双手洁净，不染指甲，不留长指甲、不披发。不合要求，每处扣2分，扣完为止	
	5	清查给定的试剂、仪器等。不合要求，每处扣2分，扣完为止	
	5	爱护仪器，不浪费试剂。不合要求，每处扣2分，扣完为止	
	5	操作完毕后将仪器、试剂等清理复位。不合要求，每处扣2分，扣完为止	
技能（80分）	6	用自来水初步洗涤容器。不合要求，每处扣2分，扣完为止	
	5	洗涤容器外壁得5分	
	5	沥干得5分。不合要求，每处扣2分，扣完为止	
	6	加入铬酸洗液得6分。不合要求，每处扣2分，扣完为止	
	8	用铬酸洗液洗涤正确得8分。不合要求，每处扣2分，扣完为止	
	6	洗液倒回原瓶，并沥尽洗液得6分。不合要求，每处扣2分，扣完为止	
	8	用自来水洗涤干净，得8分。不合要求，每处扣4分，扣完为止	
	4	判断污物是否洗净得4分。不判断，扣4分	

续表

考核内容	分值	评分细则	实得分
技能（80分）	4	沥尽自来水得4分。不合要求，扣4分	
	8	用纯化水洗涤3~5次得8分。不合要求扣8分。每错1处扣2分，扣完为止	
	5	检查确认洗净得5分。不检查扣5分	
	5	放置已洗净的仪器得5分。放置错误，扣5分	
	10	在规定时间内完成任务得10分。每超时1min扣1分，扣完为止	
合计			

表1-2　酸式滴定管和碱式滴定管的洗涤考核评分表（考核时间20min）

考核内容	分值	评分细则	实得分
职业素养与操作规范（20分）	5	工作服穿着规范、双手洁净，不染指甲，不留长指甲、不披发得5分。不合要求，每处扣2分，扣完为止	
	5	清查给定的药品、仪器等得5分。不合要求，每处扣2分，扣完为止	
	5	爱护仪器，不浪费试剂得5分。不合要求，每处扣2分，扣完为止	
	5	操作完毕后按要求将试剂、仪器等清理复位得5分。不合要求，每处扣2分，扣完为止	
技能（80分）	5	用肥皂洗手后冲洗干净得5分。不合要求，每处扣2分，扣完为止	
	5	容器用自来水初步洗涤得5分。不合要求，每处扣2分，扣完为止	
	5	洗涤容器外壁得5分。不合要求，每处扣2分，扣完为止	
	5	沥尽明水得5分。不合要求，每处扣2分，扣完为止	
	6	加入铬酸洗液得6分。不合要求，每处扣2分，扣完为止	
	5	用铬酸洗液正确洗涤仪器得5分。不合要求，每处扣2分，扣完为止	
	5	将洗液倒入原瓶，并沥尽洗液5分。不合要求，每处扣2分，扣完为止	
	8	用自来水洗涤干净得8分。不合要求，每处扣2分，扣完为止	
	4	判断污物是否除尽得4分。不合要求，每处扣2分，扣完为止	
	4	沥尽自来水得4分。不合要求，每处扣2分，扣完为止	
	10	用纯化水洗涤3~5次得10分。不合要求，每处扣2分，扣完为止	
	3	检查确认洗净得3分。不合要求，每处扣2分，扣完为止	
	5	放置已洗净的仪器得5分。不合要求，每处扣2分，扣完为止	
	10	在规定时间内完成得10分，每超时间1min扣1分，扣完为止	

表1-3　移液管的使用考核评分表（考核时间20min）

考核内容	分值	评分细则	实得分
职业素养与操作规范（20分）	5	工作服穿着规范、双手洁净，不染指甲，不留长指甲、不披发。不合要求，每处扣2分，扣完为止	
	5	清查给定的试剂、仪器等。不合要求，每处扣2分，扣完为止	
	5	爱护仪器，不浪费试剂，及时记录实验数据。不合要求，每处扣2分，扣完为止	
	5	操作完毕后将仪器、试剂等清理复位。不合要求，每处扣2分，扣完为止	

续表

考核内容	分值	评分细则	实得分
技能 （80分）	5	用自来水初步洗涤移液管。操作过程中每错1处扣2分，扣完为止	
	9	使用洗耳球吸取纯化水润洗移液管内壁3次得9分。操作过程中不合要求，每处扣3分，扣完为止	
	6	把待移液部分转移至烧杯中得6分。操作过程中不合要求，每处扣2分，扣完为止	
	9	使用洗耳球吸取待移液润洗移液管内壁3次得9分。不合要求，每处扣3分，扣完为止	
	10	吸取溶液一次成功得10分。每多一次扣2分，扣完为止	
	6	放出多余溶液得6分。液面放到刻度线以下，扣6分，	
	10	将移液管中的溶液转移至锥形瓶中得10分。不合要求，每处扣2分，扣完为止	
	5	液体全部流出后，停留15秒得5分。不合要求扣5分。	
	10	重复操作，移取第二份溶液得10分。不合要求，每处扣2分，扣完为止	
	10	在规定时间内完成任务，每超时1min扣1分，扣完为止	
合计			

表1-4　刻度吸管的使用考核评分表（考核时间20min）

考核内容	分值	评分细则	实得分
职业素养与 操作规范 （20分）	5	工作服穿着规范、双手洁净，不染指甲，不留长指甲、不披发。不合要求，每处扣2分，扣完为止	
	5	清查给定的试剂、仪器等。不合要求，每处扣2分，扣完为止	
	5	爱护仪器，不浪费试剂，及时记录实验数据。不合要求，每处扣2分，扣完为止	
	5	操作完毕后将仪器、试剂等清理复位。不合要求，每处扣2分，扣完为止	
技能 （80分）	5	用自来水初步洗涤刻度吸管。不合要求，每处扣2分，扣完为止	
	9	使用洗耳球吸取纯化水润洗刻度吸管内壁3次得9分。不合要求，每处扣3分，扣完为止	
	6	把待移液部分转移至烧杯中得6分。操作过程中每错1处扣2分，扣完为止	
	9	使用洗耳球吸取待移液润洗刻度吸管内壁3次得9分。不合要求，每1处扣3分，扣完为止	
	10	吸取溶液一次成功得10分。每多一次扣2分，扣完为止	
	6	放出多余溶液得6分。液面放到0刻度线以下，扣6分	
	10	按要求将刻度吸管中的溶液定量转移至锥形瓶中得10分。不合要求，每处扣2分，扣完为止	
	5	读数准确得5分。不准扣5分	
	10	重复操作，移取第二份溶液得10分。不合要求，每处扣2分，扣完为止	
	10	在规定时间内完成得10分。每超时1min扣1分，扣完为止	
合计			

表1-5　酸式滴定管和碱式滴定管的使用考核评分表（考核时间20min）

考核内容	分值	评分细则	实得分
职业素养与操作规范（20分）	5	工作服穿着规范、双手洁净，不染指甲，不留长指甲、不披发得5分。不合要求，每处扣2分，扣完为止	
	5	清查给定的药品、仪器等得5分。不合要求，每处扣2分，扣完为止	
	5	爱护仪器，不浪费试剂得5分。不合要求，每处扣2分，扣完为止	
	5	操作完毕后按要求将试剂、仪器等清理复位得5分	
技能（80分）	5	选择滴定管正确得5分。错误扣5分	
	5	滴定管检漏正确得5分。不合要求，每处扣2分，扣完为止	
	5	滴定管用自来水初步洗涤得5分。不合要求，每处扣2分，扣完为止	
	5	判断污物是否洗净得5分。未判断扣5分	
	5	滴定管用纯水洗涤3次（每次约10ml）得5分。不合要求，每处扣2分，扣完为止	
	5	滴定管用待装滴定液润洗3次（每次约10ml）得5分。不合要求，每处扣2分，扣完为止	
	5	滴定管装滴定液至0刻度以上得5分。不合要求扣5分	
	5	排气泡得5分。未排出气泡扣5分	
	5	调0刻度得5分。不合要求，每处扣2分，扣完为止	
	4	滴定过程左手动作规范得4分。不规范扣4分	
	4	滴定过程右手动作规范得4分。不合要求，每处扣2分，扣完为止	
	4	滴定速度控制得当得4分。不合要求，每处扣2分，扣完为止	
	5	28ml进行半滴操作正确得5分。不合要求，每处扣2分，扣完为止	
	4	读数正确得4分。不合要求，每处扣2分，扣完为止	
	4	记录及时准确得4分。不合要求，每处扣2分，扣完为止	
	10	在规定时间内完成得10分。每超时间1min扣1分，扣完为止	

七、观察与思考

1. 玻璃仪器洗涤干净的标准是什么？

2. 移液管为什么要用待移取的溶液润洗3遍？滴定管需要用待装的滴定液润洗吗？锥形瓶要用样品溶液润洗吗？

3. 使用铬酸洗液应注意哪些事项？

任务2　移液管和容量瓶的校正

一、任务背景

移液管和容量瓶等容量仪器都允许有一定的容量误差。在准确度要求较高的分析测试中，对容量仪器进行校正是非常必要的。校准的方法有称量法（绝对校准法）和相对校准法。

二、任务书

学生角色	检验员
工作任务	称量法校正容量瓶、移液管；容量瓶、移液管的相对校正
项目情景	通过称量容量瓶量入纯水的质量校正容量瓶；通过称量移液管量出纯水的质量校正移液管；10ml 移液管移取纯化水于干净且晾干的 100ml 容量瓶中
任务描述	以小组为单位，控制测量水温，查阅同温度下水的密度，讨论校正容量瓶、移液管的方案；确定 10ml 移液管与 100ml 容量瓶能否配套使用
目标要求	1. 掌握分析天平的正确使用方法 2. 熟练掌握容量瓶定容操作、移液管移液操作 3. 正确读数，及时记录，正确处理数据，分析结果

三、相关知识

绝对校准法通常是称量被校准的量器量入或量出纯水的质量，再根据当时温度下水的密度计算出水的容积，即为该被校准量器的实际容积（V_{20}），计算公式如式（1–1）。

$$V_{\text{实际}} = \frac{m_{\text{水}}}{\rho_{\text{空气}(t℃)}} \qquad (1\text{–}1)$$

式中，$V_{\text{实际}}$ 为容器在 20℃时的容积；$m_{\text{水}}$ 为容器量入或量出的纯水在 $t℃$ 时，在空气中，以黄铜砝码称量所得重量；$\rho_{\text{空气}(t℃)}$ 为在空气中，水在 $t℃$ 时的密度，如表1–6。

表1–6　纯水在空气中不同温度下的密度（ρ_w）

温度 t（℃）	ρ_w（g/ml）	温度 t（℃）	ρ_w（g/ml）	温度 t（℃）	ρ_w（g/ml）
8	0.99849	16	0.99778		
9	0.99845	17	0.99764	24	0.99634
10	0.99839	18	0.99751	25	0.99612
11	0.99833	19	0.99733	26	0.99588
12	0.99824	20	0.99715	27	0.99566
13	0.99815	21	0.99695	28	0.99539
14	0.99804	22	0.99676	29	0.99512
15	0.99792	23	0.99655	30	0.99485

校正值 = $V_{\text{实际}}$ – $V_{\text{标示}}$

准确容积 = 标示值 + 校正值

故校准后的体积是指该容器在 20℃时的容积。

相对校准法的原理是：若两种容器之间有一定的比例关系（如 10ml 移液管与

100ml 容量瓶），不需要知道它们各自的准确体积，可用容量相对校正法。经常配套使用的移液管和容量瓶，采用相对校准法更为重要。

四、项目实施

（一）仪器设备

电子分析天平、容量瓶（50ml、100ml）、移液管（10ml、25ml）、玻璃棒、锥形瓶（250ml）、烧杯、洗耳球、胶头滴管、洗瓶、移液管架、滤纸等。

（二）试剂

纯化水等。

（三）实施过程

1. 容量瓶的校正

（1）干净干燥容量瓶与装水烧杯温度一致。

（2）调节天平水平并清零。

（3）称量待校容量瓶，记录数据 m_1。

（4）称量结束后，清洁天平并复位。

（5）将烧杯中的水转移至容量瓶，液面最低处与刻度线相切。

（6）称量容量瓶和水的质量，记录数据 m_2。

（7）计算结果。

2. 移液管的校正

（1）干净的移液管与装水烧杯温度一致。

（2）调节天平水平并清零。

（3）称量干净、外壁干燥的锥形瓶的质量，记录数据 m_1。

（4）称量结束后，及时清洁天平并复位。

（5）使用待校移液管吸取烧杯中的水至标线以上，调节液面最低处与刻度线相切，放入锥形瓶。

（6）称量锥形瓶和水的质量，记录数据 m_2。

（7）计算结果。

3. 移液管和容量瓶的相对校正

用洁净的 10ml 移液管移取纯化水于干净且晾干的 100ml 容量瓶中，重复操作 10 次，观察液面的弯月面下缘是否恰好与标线上缘相切，如其间距超过 1mm，则用胶布在瓶颈上另作标记，以后实验中，此移液管和容量瓶配套使用时，应以新标记为准。

五、数据记录与处理

1. 容量瓶校正记录

被校正容量瓶的体积：　　　　　　　　编号：　　　　　　　室温：

	第一次	第二次
容量瓶重		
容量瓶+水重		
水重		
水重平均值		
计算公式及结果		

2. 移液管校正记录

被校正移液管的体积：　　　　　　　　编号：　　　　　　　室温：

	第一次	第二次
锥形瓶重		
锥形瓶+水重		
水重		
水重平均值		
计算公式及结果		

3. 移液管与容量瓶的相对校正

被校正移液管的体积	被校正容量瓶的体积	移取水的次数	校正结果	结论

六、考核评价

表1-7　容量瓶校正考核评分表（考核时间20min）

考核内容	分值	评分细则	实得分
职业素养与操作规范（20分）	5	工作服穿着规范、双手洁净，不染指甲，不留长指甲、不披发。不合要求，每处扣2分，扣完为止	
	5	清查给定的试剂、仪器等。不合要求，每处扣2分，扣完为止	
	5	爱护仪器，不浪费试剂，及时记录实验数据。不合要求，每处扣2分，扣完为止	
	5	操作完毕后将仪器、试剂等清理复位。不合要求，每处扣2分，扣完为止	

续表

考核内容	分值	评分细则	实得分
技能 （80分）	4	干净干燥容量瓶与装水烧杯温度一致得4分。不合要求，每处扣2分，扣完为止	
	6	调节天平水平并清零得6分。不合要求，每处扣2分，扣完为止	
	6	称量干净干燥待校容量瓶得6分。操作过程中不合要求，每处扣2分，扣完为止	
	4	称量结束后及时清洁天平并复位得4分。不合要求，每处扣2分，扣完为止	
	10	将烧杯中的水转移至容量瓶，液面最低处与刻度线相切得10分。不合要求，每处扣2分，扣完为止	
	6	称量容量瓶和水的质量得6分。不合要求，每1处扣2分，扣完为止	
	10	计算公式正确得10分。公式错误不得分	
	8	计算结果正确得8分。结果错误不得分	
	16	重复校正一次得16分。不合要求，每1处扣2分，扣完为止	
	10	在规定时间内完成任务得10分。每超时1min扣1分，扣完为止	
合计			

表1-8 移液管的校正考核评分表（考核时间20min）

考核内容	分值	评分细则	实得分
职业素养与操作规范 （20分）	5	工作服穿着规范、双手洁净，不染指甲，不留长指甲、不披发。不合要求，每处扣2分，扣完为止	
	5	清查给定的试剂、仪器等。不合要求，每处扣2分，扣完为止	
	5	爱护仪器，不浪费试剂，及时记录实验数据。不合要求，每处扣2分，扣完为止	
	5	操作完毕后将仪器、试剂等清理复位。不合要求，每处扣2分，扣完为止	
技能 （80分）	4	干净的移液管与装水烧杯温度一致得4分，操作过程中每错1处扣2分，扣完为止	
	6	调节天平水平并清零得6分，不合要求，每处扣2分，扣完为止	
	6	称量干净干燥的锥形瓶质量得6分；不合要求，每处扣2分，扣完为止	
	4	称量结束后及时清洁天平并复位得4分，操作过程中每错1处扣2分，扣完为止	
	10	用移液管将烧杯中的水移入锥形瓶得10分，不合要求，每处扣2分，扣完为止	
	6	称量锥形瓶和水的质量得6分；不合要求，每处扣2分，扣完为止	
	10	计算公式正确得10分；公式错误不得分	
	8	计算结果正确得8分，结果错误不得分	
	16	重复校正一次得16分，不合要求，每1处扣2分，扣完为止	
	10	在规定时间内完成任务得10分，每超时1min扣1分，扣完为止	
合计			

七、观察与思考

1.对校正的容量瓶有什么要求？校正要注意哪些操作要点？

2. 校正移液管为什么要用干净、外壁干燥的锥形瓶?

3. 移液管移液调刻度放液要注意哪些操作要点?

任务3　滴定管的校正

一、任务背景

滴定管与移液管、容量瓶一样都是国家规定应进行定期校正的计量器具。通常采用称量法（绝对校准法）分段校正滴定管。

二、任务书

学生角色	检验员
工作任务	滴定管的校正
项目情景	通过称量滴定管分段量出纯水的质量进行校正
任务描述	以小组为单位，控制测量水温，查阅同温度下水的密度，讨论滴定管的校正方案
目标要求	1.掌握分析天平的正确使用方法 2.熟练掌握滴定管的校正操作 3.正确读数，及时记录，正确处理数据，分析结果

三、相关知识

采用绝对校准法校准滴定管，原理与前面容量瓶校准一样。滴定管是多刻度计量容器，必须分段校准。校准50ml滴定管，可以这样分段：0.00→10ml，0.00→20ml，0.00→25ml，0.00→30ml，0.00→35ml，0.00→40ml，0.00→45ml，然后算出滴定管每一段的真实容积和校正值。

校正值 $= V_{实际} - V_{标示}$

准确容积 $=$ 标示值 $+$ 校正值

四、项目实施

（一）仪器设备

电子分析天平、具塞锥形瓶（50ml）、滴定管（50ml）、烧杯、温度计、滤纸等。

（二）试剂

纯化水等。

（三）实施过程

1. 取一支50ml酸式滴定管，洗净，擦干外壁。

2. 加入与室温达平衡的纯化水（可事先用烧杯盛纯化水，放在天平室内，并且杯中插有温度计，测量水温，备用）至液面距0标线以上约5mm处，垂直挂在滴定台上，等待30s后调节液面至0.00ml，并记录水温（t℃）

3. 取一个洗净晾干的50ml具塞锥形瓶，在分析天平上称量精确至0.001g。

4. 打开滴定管旋塞向锥形瓶中放水（注意：勿将水滴在磨口上），当液面降至被校分度线以上约0.5ml时，等待15s。

5. 将液面调节至被校分度线，立即盖上瓶塞进行称量。

6. 做好记录，计算被校分度线的实际容量，并求出校正值。

五、数据记录与处理

滴定管规格： 室温： 1ml水重：

滴定管读数（ml）	称量记录（g）				水重（g）		真实体积（ml）			校正值（ml）
	瓶＋水	瓶	瓶＋水	瓶	1	2	1	2	平均	$\Delta V = V_{实} - V_{标}$
10.00										
20.00										
25.00										
30.00										
35.00										
40.00										
45.00										

　　每支滴定管重复校准一次。每段重复两次校正值之差不得超过0.02ml，取平均值作为结果。以滴定管被校分度线体积为横坐标，相应的校正值为纵坐标，绘出校准曲线。

六、观察与思考

1. 分段校准滴定管，为什么要求每次都从 0 刻度开始？
2. 如何绘制校准曲线？

项目二 减量法称量练习

任务 1 固体药品的称量

一、任务背景

在分析工作中，称量是最基本的操作，规范熟练称量是检验员必备的基本技能。在基准物质称量中常使用减量法。同学们分组抽签独立完成下列任务。

二、任务书

学生角色	检验员
工作任务	1. 减量法称取氯化钠约 0.2g，精密称定，平行称取 2 份 2. 用减量法称取无水碳酸钠约 0.12g，精密称定，平行称取 2 份 3. 用减量法称取邻苯二甲酸氢钾约 0.6g，精密称定，平行称取 2 份 4. 用减量法称取草酸钠约 0.2g，精密称定，平行称取 2 份
项目情景	采用电子分析天平，减量法称量指定的样品
任务描述	以小组为单位，清点分析天平（感量为 0.1mg）、称量瓶、烧杯（100ml），自制纸带，规范熟练使用分析天平
目标要求	1. 掌握减重称量法 2. 正确读数，及时记录并处理数据

三、相关知识

（一）基本概念

1. 约的含义

取用量为"约"若干时，系指取用量不得超过规定量的 ±10%。如约 0.2g，称量样品应在 0.18~0.22g 之间；约 0.12g 称量样品应在 0.108~0.132g 之间。

2.精密称定

系指称取重量应准确至所取重量的千分之一。

（二）AUY220型电子分析天平使用方法

1.操作界面

AUY220型电子分析天平操作界面各键如图2-1，各键功能如表2-1。

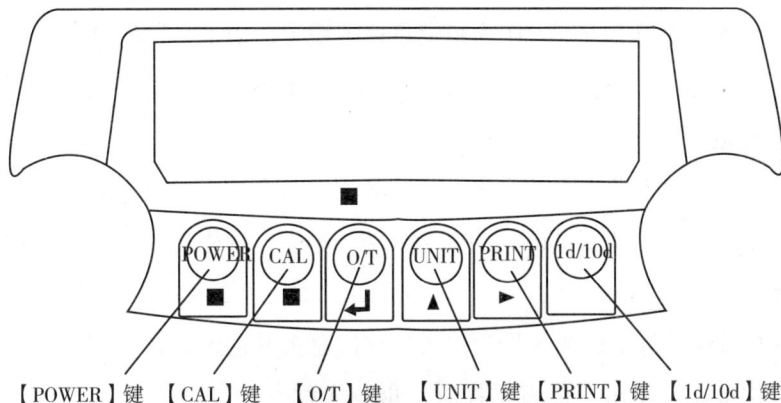

【POWER】键　【CAL】键　　【O/T】键　　【UNIT】键【PRINT】键【1d/10d】键

图2-1　AUY220型电子分析天平界面各键

表2-1　AUY220型电子分析天平操作键功能

操作键	功能	
	短按	连续按约3s
POWER	切换动作/待机	切换键探测蜂鸣音的ON/OFF
CAL	进入灵敏度校准或菜单设定	进入灵敏度校准或菜单设定
O/T	去皮重（变为零显示）	
UNIT	切换测定单位	
PRINT	显示值向电子打印机或计算机等外部设备输出	向外部设备输出时刻
1d/10d	AUW/AUX/AUY	切换1d/10d显示（忽略1位最小显示）
	AUW-D	切换测定量程

2.操作方法

（1）调节天平　调节天平的两个水平调节螺丝，使气泡调节至中央时，天平就完全平衡。

（2）预热　接通电源，预热30分钟。

（3）开机　按POWER键，自检完成，显示0.0000g。

（4）校正　AUY系列"使用外部砝码的灵敏度调整"

按1次【CAL】键。显示［E-CAL］。按【O/T】。零点显示闪烁（"0.0000"g光

标闪烁），约经30s后确认已稳定时，应装载的砝码值（200.0000或100.0000）闪烁。打开称量室的玻璃门，装载显示出质量的砝码，关上玻璃门。稍待片刻，零点（"0.0000" g 光标）显示闪烁，将砝码从称量盘上取下，关上玻璃门。[CAL End] 显示后返回到 g 显示时灵敏度调整结束。

（5）直接称量法称量

①打开称量室的玻璃门，将容器放到称量盘上，再将玻璃门关上（使用容器时）。

②待显示稳定后按【O/T】。作为稳定目标的稳定标志"→"亮灯。

③打开玻璃门，将称量的物品放入容器内，关闭玻璃门。

④显示稳定后，读取显示值。

注意：在测定中或灵敏度校准中，除放取测定物和砝码时外，玻璃门一定要关上。向称量室放入温度不同的测定物时，会因对流影响测定，请待没有温度差异后进行测定。

（6）减量法称量

①将盛有试样的称量瓶放入称盘中央，称出总重并记录为 W_1g。

②取出称量瓶，敲出所需量试样时，再放入称盘中央，称量敲出试样后的重量，记为 W_2g。

③计算两次称量重量的差值即为样品重，即供试品的质量 $m_1 = W_1 - W_2$。

（三）AUY220型电子分析天平的维护和保养

（1）不得使用尖锐物按键，只能用手指按键。

（2）不要让物品从高处掉落到秤盘上，以免损伤称量机构。

（3）不要将天平长时间的暴露在高湿度或有粉尘的环境下。

（4）天平用完后，罩好，以防止灰尘。

（5）保持天平清洁、干燥。将天平内外及实验台打扫干净，将自己所用物品带走包括垃圾纸。

四、项目实施

1. 仪器设备

电子分析天平（感量为0.1mg）、称量瓶、研钵、烧杯（100ml）、药匙、自制纸带。

2. 试剂

氯化钠、无水碳酸钠、邻苯二甲酸氢钾、草酸钠等。

3. 实施过程

（1）将盛有试样的称量瓶放入称盘中央，显示稳定状态符"→"，读取称量结果并

记录为 W_1g。

（2）用纸带套住称量瓶取出，在接收器烧杯上方，打开瓶盖并倾斜。右手用小纸片捏住瓶盖轻轻敲击瓶口上方处，使试样一点点落入烧杯中，直到所需量时，直立称量瓶，敲击瓶身，使沾在瓶口处的试样落回瓶中，盖好瓶盖放入秤盘中央，其重量记为 W_2g。

（3）计算第一份供试品的质量 $m_1=W_1-W_2$。

（4）取出称量瓶，用同样方法再敲出一份试样于另一接收器中，再称量，记为 W_3g。

（5）计算第二份供试品的质量 $m_2=W_2-W_3$。

五、数据记录与处理

天平型号：		样品名称：
样品+称量瓶重（g）		
敲样后重（g）		
供试品重（g）		
是否符合称量范围		

六、考核评价

表2-2　固体药品的称量考核评分表（考核时间20min）

考核内容	分值	评分细则	实得分
职业素养与操作规范（20分）	5	工作服穿着规范、双手洁净，不染指甲，不留长指甲，不披发得5分。不合要求，每处扣2分，扣完为止	
	5	清查给定的药品、仪器等得5分。不合要求，每处扣2分，扣完为止	
	5	爱护仪器，不浪费药品、试剂，及时记录实验数据得5分。不合要求，每处扣2分，扣完为止	
	5	称量完成后及时清理复位得5分。不合要求，每处扣2分，扣完为止	
技能（80分）	7	天平选择正确得7分。不正确扣7分	
	3	天平清扫得3分。不合要求，每处扣2分，扣完为止	
	3	天平各部件及水平检查得3分	
	2	开机预热操作正确得2分。操作不对得0分	
	5	称量时，拿取被测物时轻拿轻放得5分。不合要求，每处扣2分，扣完为止	
	5	关闭天平门时动作轻缓匀得5分。不合要求，每处扣2分，扣完为止	
	5	称量瓶放在秤盘的正中间得5分。不合要求，每处扣2分，扣完为止	
	5	试样的倾出与回磕操作标准得5分。不合要求，酌情扣分	
	5	读数时天平侧门关闭得5分。未关闭，每处扣2分，扣完为止	
	5	天平稳定后正确读数记录得5分。不合要求，每处扣2分，扣完为止	
	10	称量值在规定范围内得10分。不合要求，每处扣5分，扣完为止	

续表

考核内容	分值	评分细则	实得分
技能（80分）	10	重复操作精密称定出另一份固体药物得10分。不合要求，每处扣2分，扣完为止	
	5	称量结束后关机得5分。未关机扣5分	
	10	在规定时间内完成得10分。每超时间1min扣1分，扣完为止	
合计			

七、观察与思考

1. 请简述称量步骤。

2. 称量前电源线是断开的，是否可以立即称量？

3. 腐蚀性药品、挥发性药品应该怎么称量？

任务2 液体药品的称量

一、任务背景

在分析工作中，有时候需要用到减量法称量液体样品。同学们分组抽签独立完成用减量法称量一份液体药品的任务，并符合相应要求。

二、任务书

学生角色	检验员
工作任务	1. 用减量法称取给定的维生素A滴剂约0.15g，精密称定，平行称取2份 2. 用减量法称取给定的过氧化氢溶液约0.4g，精密称定，平行称取2份
项目情景	采用电子分析天平，减量法称量指定液体样品
任务描述	以小组为单位，清点分析天平（感量为0.1mg）、滴瓶、烧杯（100ml），规范熟练使用分析天平
目标要求	1. 掌握减量称量法 2. 正确读数，及时记录并处理结果

三、相关知识

课前思考

取过氧化氢溶液约0.4g，精密称定。约0.4g，称量允许的范围是多少？应记录读数至小数点后的几位？

如何用减量法称取液体样品？

四、项目实施

1.仪器设备

分析天平（感量为0.1mg）、滴瓶、烧杯（100ml）。

2.试剂

维生素A滴剂、过氧化氢溶液等。

3.实施过程

（1）检查天平，通电预热30分钟。

（2）按去皮键，待显示0.0000g后，将盛有试样的滴瓶放入称盘中央，待稳定后，读取称量结果并记录为W_1g。

（3）用滴管取出试样滴入烧杯中，直到所需量时，将滴瓶放入称盘中央，其重量记为W_2g。

计算第一份供试品的质量$m_1=W_1-W_2$。

（4）拿出滴瓶，用同样方法取出一份试样于另一烧杯中，重新称量，记为W_3g。

（5）计算第二份供试品的质量$m_2=W_2-W_3$。

五、数据记录与处理

天平型号： 样品名称：

样品+称量瓶重（g）		
取样后瓶重（g）		
供试品重（g）		

六、考核评价

表2-3 液体药品称量的考核评分表（考核时间20min）

考核内容	分值	评分细则	实得分
职业素养与操作规范（20分）	5	工作服穿着规范、双手洁净，不染指甲，不留长指甲、不披发得5分。不合要求，每处扣2分，扣完为止	
	5	清查给定的药品、仪器等得5分。不合要求，每处扣2分，扣完为止	
	5	爱护仪器，不浪费药品、试剂，及时记录实验数据得5分。不合要求，每处扣2分，扣完为止	
	5	称量完成后及时清理复位。不合要求，每处扣2分，扣完为止	

续表

考核内容	分值	评分细则	实得分
技能（80分）	7	天平选择正确得7分。错误得0分	
	3	检查清扫天平得3分。不清扫，得0分	
技能（80分）	3	检查天平各部件及水平得3分。不检查得0分	
	2	开机预热操作正确得2分。操作不对得0分	
	5	称量时，拿取被测物时轻拿轻放得5分。不合要求得2分	
	5	关闭天平门时动作轻缓匀得5分。不合要求得2分	
	5	滴瓶放在秤盘的正中间，得5分。不合要求得2分	
	5	液体试样的取出操作规范熟练得5分。不合要求得2分	
	5	读数时天平侧门关闭得5分。不合要求得2分	
	5	天平稳定后正确读数记录得5分。不合要求得2分	
	10	称量值在规定范围内得10分。不合要求得0分	
	10	重复称量另一份，符合要求得10分。不合要求，每处扣2分，扣完为止	
	5	称量结束后关机得5分。不合要求得2分	
	10	在规定时间内完成得10分。每超时1min扣1分，扣完为止	

七、观察与思考

1. 简述减量法称量液体样品的称量步骤？应注意哪些事项？

2. 称量时发现数据不稳定，应如何处理？

项目三 滴定液的配制与标定

任务1 氢氧化钠滴定液的配制与标定

一、任务背景

氢氧化钠滴定液是化学分析实验室常用的标准溶液，常用0.1mol/L、0.5mol/L、0.01mol/L、0.02mol/L等不同浓度，氢氧化钠中常混有杂质，且易吸水和二氧化碳，需采用间接法配制，根据实验室工作需要、按需配制后标定，做好标准溶液的管理工作。

二、任务书

学生角色	检验员
工作任务	完成氢氧化钠滴定液（0.1mol/L）的配制与标定
项目情景	测定水杨酸、阿司匹林含量需要用到氢氧化钠滴定液（0.1mol/L），小组人员将配制氢氧化钠滴定液（0.1mol/L）并标定
任务描述	1. 计算配制氢氧化钠滴定液（0.1mol/L）1000ml 所需饱和氢氧化钠溶液体积 2. 计算配制氢氧化钠滴定液（0.1mol/L）500ml 所需饱和氢氧化钠溶液体积 3. 按要求完成指定体积的氢氧化钠滴定液（0.1mol/L）的配制与标定，并做好记录、贴好标签
目标要求	1. 掌握氢氧化钠滴定液（0.1mol/L）的配制与标定方法 2. 正确读数，及时记录并处理数据，完成报告

三、相关知识

（一）配制

1. 配制要求

滴定液浓度的标定值应与名义值相一致，若不一致时，其最大与最小标定值应在名义值的 ±5% 之间或校正因子（F）在0.95 ~ 1.05。

2. 配制方法

取澄清氢氧化钠饱和溶液5.6ml，加新沸过的冷水使成1000ml，搅拌均匀，转移至聚乙烯塑料瓶中，盖紧瓶塞，待标定。标定后，贴好标签，备用。

如果配制溶液体积为500ml，取氢氧化钠饱和溶液多少?

3. 配制注意事项

本滴定液，采用量取澄清的氢氧化钠饱和溶液和新沸过的冷水制成，其目的在于排除碳酸钠和二氧化钠的干扰。氢氧化钠饱和溶液在贮存过程中，液面因吸收二氧化碳而生成少量的碳酸钠膜状物；在取用澄清的氢氧化钠饱和溶液时，宜用刻度吸管插入溶液的澄清部分吸取（注意避免吸管内的溶液倒流而冲浑），以免因混入碳酸钠而影响浓度。

（二）标定

1. 基本原理

氢氧化钠纯度不够且性质不稳定，能吸收空气中的二氧化碳而转化为碳酸钠，故采用间接法配制，然后再标定。《中华人民共和国药典（2015年版）》（以下简称中国药典）采用基准邻苯二甲酸氢钾标定，其反应原理为：

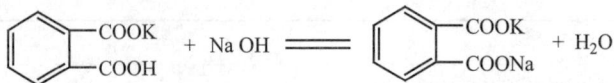

2. 标定要求　由配制人标定的份数为3份，相对平均偏差不得大于0.1%。滴定液由第一人标定后，必须由第二人进行再标定称为复标，复标份数为3份，相对平均偏差不得大于0.1%。初标平均值与复标平均值的相对偏差不得大于0.1%。标定结果按初、复标的平均值计算，取4位有效数字。

3. 标定注意事项

（1）标定过程中所用的水均应为新沸过的冷水，以避免二氧化碳的干扰。因邻苯二甲酸氢钾在水中溶解缓慢，故基准邻苯二甲酸氢钾在干燥前应尽可能研细，以利于标定时的溶解。

（2）在滴定接近终点之前，必须使邻苯二甲酸氢钾完全溶解，否则，在滴定至酚酞指示剂显粉红色后，将因邻苯二甲酸氢钾的继续溶解而迅速褪色。

四、项目实施

1. 仪器设备

药匙、烧杯（1000ml）、量筒（500ml、50ml）、玻璃棒、聚乙烯试剂瓶、刻度吸管（10ml）、分析天平（感量0.1mg）、扁形称量瓶、碱式（或两用）滴定管（50ml）、锥形瓶（250ml）等。

2. 试剂

氢氧化钠（分析纯或化学纯）、基准邻苯二甲酸氢钾、酚酞指示液。

3. 实施过程

（1）根据配制体积计算取饱和氢氧化钠溶液体积。

（2）洗涤烧杯、量筒、锥形瓶、滴定管等备用。

（3）配制滴定液，贴好标签，备用。

（4）标定时，取在105℃干燥至恒重的基准邻苯二甲酸氢钾约0.6g，精密称定，加新沸过的冷水50 ml，振摇，使其尽量溶解；加酚酞指示液2滴，用本液滴定；在接近终点时，应使邻苯二甲酸氢钾完全溶解，滴定至溶液显粉红色。每1 ml氢氧化钠滴定液（0.1mol/L）相当于20.42mg的邻苯二甲酸氢钾。根据本液的消耗量与邻苯二甲酸氢钾的取用量，按式（3-1）计算出本液的浓度C，即得。

计算公式：
$$C=\frac{m_s \times 0.1}{20.42 \times 10^{-3} \times V}$$
（3-1）

式中，m_s 为邻苯二甲酸氢钾的重量（g）；V 为滴定所耗滴定液的体积（ml）。

（5）标定3份，计算相对偏差，相对偏差 ≤ 0.1%。

（6）操作完毕后按要求将药品、试剂及仪器等清理复位。

五、数据记录与处理

天平型号：　　　　　　　　　　　　　室温：

项目 ＼ 测定次数	1	2	3
基准邻苯二甲酸氢钾 m（g）			
滴定管初读数（ml）			
滴定管终读数（ml）			
消耗滴定液体积（ml）			
C（mol/L）			
$\bar{c}$（mol/L）			
偏差（mol/L）			
相对偏差（%）			

计算公式：

计算过程：

六、考核评价

表3-1　氢氧化钠滴定液的标定考核评分表（考核时间25min，标定1份）

考核内容	分值	评分细则	实得分
职业素养与操作规范（20分）	5	工作服穿着规范、双手洁净，不染指甲，不留长指甲、不披发得 5 分。不合要求，每处扣2分，扣完为止	
	5	清查给定的试剂、仪器、检验报告单等得5分。不合要求，每处扣2分，扣完为止	
	5	爱护仪器，不浪费药品、试剂，及时记录实验数据得 5 分。不合要求，每处扣2分，扣完为止	
	5	操作完毕后按要求将药品、试剂及仪器等清理复位得 5 分。不合要求，每处扣2分，扣完为止	

续表

考核内容	分值	评分细则	实得分
技能 （80分）	2	调节天平水平及清零得2分。不合要求，每处扣1分，扣完为止	
	3	正确取样得3分。不合要求，每处扣1分，扣完为止	
	5	正确称量且其结果在规定范围内得5分。不合要求，每处扣1分，扣完为止	
	2	称量结束后及时清洁天平并复位得2分。不合要求，每处扣1分，扣完为止	
	3	药品转移至锥形瓶中得3分。不合要求，酌情扣1~3分	
	3	量筒使用正确得3分。不合要求，酌情扣1~3分	
	4	正确溶解药品得4分。不合要求，酌情扣1~4分	
	3	加入指示剂得3分。不合要求，酌情扣1~3分	
	6	滴定管的正确检漏、清洗、润洗得6分。不合要求，每处扣2分，扣完为止	
	2	装滴定液得2分。不合要求，酌情扣1~2分	
	4	赶气泡、调零得4分。不合要求，每处扣2分，扣完为止	
	2	滴定过程左手动作规范得2分。不合要求，酌情扣1~2分	
	2	滴定过程右手动作规范得2分。不合要求，酌情扣1~2分	
	3	滴定速度控制得当得3分。不合要求，酌情扣1~3分	
	3	滴定终点判断正确得3分。不合要求，酌情扣1~3分	
	3	读数正确得3分。不合要求，酌情扣1~3分	
	7	计算公式正确得7分。公式错误扣7分	
	8	结果计算正确得8分。结果不正确，酌情扣1~8分	
	5	标定结果与药典标准比较，完成药品标定报告，贴上标签得5分	
	10	在规定时间内完成得10分，每超时间1min扣1分，扣完为止	

七、观察与思考

1. 如何以氢氧化钠滴定液（0.1mol/L）配制氢氧化钠滴定液（0.01mol/L）？如果配制氢氧化钠滴定液（0.01mol/L）200ml，请写出配制方案。

2. 如何配制标定氢氧化钠滴定液（0.5mol/L）？每1ml氢氧化钠滴定液（0.5mol/L）相当于多少的邻苯二甲酸氢钾？

3. 标定的误差来源于哪些方面？如何减免？

4. 请设计下列实验方案。

阿司匹林含量测定方法：取本品约0.4g，精密称定，加中性乙醇（对酚酞指示液显中性）20ml溶解后，加酚酞指示液3滴，用氢氧化钠滴定液（0.1mol/L）滴定。每1ml氢氧化钠滴定液（0.1mol/L）相当于18.02mg的$C_9H_8O_4$。按干燥品计算，含$C_9H_8O_4$不得少于99.5%。

任务2　碘滴定液的配制与标定

一、任务背景

碘滴定液（0.05mol/L）也是化学分析实验室常用的标准溶液，需根据实验室工作需要、按需配制标定，做好标准溶液的管理工作。

二、任务书

学生角色	检验员
工作任务	碘滴定液（0.05mol/L）的配制与标定
项目情景	测定维生素C及其制剂含量需要用到碘滴定液（0.05mol/L），小组人员将配制碘滴定液（0.05mol/L）并标定
任务描述	1. 计算配制碘滴定液（0.05mol/L）1000ml的所需碘和碘化钾的质量 2. 计算配制碘滴定液（0.05mol/L）500ml的所需碘和碘化钾的质量 3. 按要求完成指定体积的碘滴定液（0.05mol/L）的配制与标定，并做好记录，贴好标签
目标要求	1. 掌握碘滴定液（0.05mol/L）的配制与标定方法 2. 正确读数，及时记录及处理数据，完成报告

三、相关知识

> **课前思考**
>
> 滴定液浓度校正因子（F）如何计算？对配制的滴定液浓度有何要求？
>
> 对滴定液标定有何要求？

（一）配制

1. 配制方法

取碘13.0g，加碘化钾36 g与水50 ml溶解后，加盐酸3滴与水适量使成1000ml，摇匀，用垂熔玻璃滤器滤过。置玻璃塞的棕色玻瓶中，密闭，贴好标签，置于凉处，待一周后标定，备用。

如果配制体积为500ml，应取碘和碘化钾分别多少？

2. 配制注意事项

（1）碘在水中几乎不溶，且有挥发性，为促使碘的溶解，宜先将碘化钾 36g置具塞锥形瓶中，加水 50 ml 溶解制成高浓度的碘化钾溶液后再加入研细的碘 13.0g，振摇使碘完全溶解；而后加盐酸 3 滴，再加水稀释使成 1000ml，摇匀，经 3 号垂溶玻璃漏斗滤过，即得。

（2）加入盐酸的作用是除去碘中微量碘酸盐杂质，防止碘在碱性溶液中发生自身氧化还原反应；并在与硫代硫酸钠滴定液反应过程中用于中和硫代硫酸钠滴定液中加有的稳定剂（Na_2CO_3）。

（3）本滴定液具有挥发性和腐蚀性，应贮存于具有玻璃塞的棕色（或用黑布包裹）玻璃瓶中，避免与软木塞或橡皮塞等有机物接触。

（二）标定

1. 基本原理

碘具氧化性，在酸性条件和过量的碘化钾存在下，游离的碘可被硫代硫酸钠滴定。反应原理为：

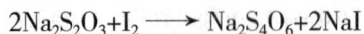

$$2Na_2S_2O_3 + I_2 \longrightarrow Na_2S_4O_6 + 2NaI$$

2. 标定注意事项

淀粉指示液遇碘应显纯蓝色，如显红色，则不宜使用。

四、项目实施

1. 仪器设备

药匙、天平、烧杯（1000ml、100ml）、量筒（100ml、10ml）、量瓶（1000 ml、100ml），垂熔玻璃漏斗、玻璃棒、移液管（25ml）、碘量瓶（250ml）、棕色酸式滴定管（50ml）、棕色玻璃瓶、洗瓶、滤纸等。

2. 试剂

碘、碘化钾、盐酸、淀粉指示液（临用新制）、硫代硫酸钠滴定液（0.1 mol/L）。

3. 实施过程

（1）根据配制体积计算所需碘和碘化钾的质量。

（2）洗涤烧杯、量筒、移液管、碘量瓶、滴定管等备用。

（3）配制滴定液，贴好标签，备用。

（4）标定时，精密量取本液 25ml，置碘量瓶中，加水 100ml 与盐酸溶液（9→100）1ml，轻摇混匀，用硫代硫酸钠滴定液（0.1mol/L）滴定至近终点时，加淀粉指示液 2ml，继续滴定至蓝色消失。根据硫代硫酸钠滴定液（0.1mol/L）的消耗量，按式（3-2）算出本液的浓度，即得。

计算公式：
$$C_{碘} = \frac{V_{硫代硫酸钠} \times C_{硫代硫酸钠}}{2V_{碘}}$$
（3-2）

式中，$C_{碘}$为碘滴定液浓度（mol/L）；$C_{硫代硫酸钠}$为硫代硫酸钠滴定液浓度（mol/L）；$V_{硫代硫酸钠}$为消耗硫代硫酸钠滴定液的体积（ml）；$V_{碘}$为碘滴定液的体积（ml）。

（5）标定3份，计算相对偏差，相对偏差≤0.1%。

（6）操作完毕后按要求将药品、试剂及仪器等清理复位。

五、数据记录与处理

硫代硫酸钠滴定液浓度$C_{硫代硫酸钠}$=　　　　　　　　　　室温：

项目　　　　　　测定次数	1	2	3
量取碘滴定液体积（ml）			
滴定管初读数（ml）			
滴定管终读数（ml）			
消耗滴定液体积（ml）			
C（mol/L）			
$\bar{c}$（mol/L）			
偏差（mol/L）			
相对偏差（%）			

计算公式：

计算过程：

六、考核评价

表3-2　碘滴定液的标定考核评分表（考核时间25min，标定1份）

考核内容	分值	评分细则	实得分
职业素养与操作规范（20分）	5	工作服穿着规范、双手洁净，不染指甲，不留长指甲、不披发得5分	
	5	清查给定的试剂、仪器、检验报告单等得5分	
	5	爱护仪器，不浪费药品、试剂，及时记录实验数据得5分	
	5	操作完毕后按要求将药品、试剂及仪器等清理复位得5分	

续表

考核内容	分值	评分细则	实得分
技能 （80分）	4	选择正确的移液管，清洗、润洗移液管得4分	
	6	移液管取样，移液管调零得6分	
	3	将移液管中的液体转移至碘量瓶中得3分	
	2	移液管的清洗及复位得2分	
	4	量筒使用正确得4分	
	3	混匀溶液得3分	
	6	滴定管的正确检漏、清洗、润洗得6分	
	2	装滴定液得2分	
	4	赶气泡、调零得4分	
	2	滴定过程左手动作规范得2分	
	2	滴定过程右手动作规范得2分	
	3	滴定速度控制得当得3分	
	3	加入指示剂正确得3分	
	3	滴定终点判断正确得3分	
	3	读数正确得3分	
	7	计算公式正确得7分	
	8	结果计算正确得8分	
	5	标定结果与药典标准比较，完成药品标定报告，贴上标签得5分	
	10	在规定时间内完成得10分。每超时间1min扣1分，扣完为止	

七、观察与思考

1. 碘滴定液为什么要在配制后一周再行标定？

2. 碘滴定液为什么要贮存在具有玻璃塞的棕色（或用黑布包裹）玻璃瓶中，避免与软木塞或橡皮塞等有机物接触？

3. 标定碘滴定液，为什么要在硫代硫酸钠滴定液（0.1 mol/L）滴定至近终点时，加淀粉指示液？

4. 如果淀粉指示液遇碘显红色，是否正常？怎么处理？

5. 请设计下列实验方案。

（1）碘量法测定维生素C注射液含量。精密量取本品适量（约相当于维生素C 0.2g），加新沸过的冷水15ml与丙酮2ml，摇匀，放置5min，加稀醋酸4ml，加淀粉指示液1ml，立即用碘滴定液（0.05mol/L）滴定，至溶液显蓝色并在30s内不褪色。每1ml碘滴定液（0.05mol/L）相当于8.806mg的维生素C（$C_6H_8O_6$，176.13）。

（2）碘量法测定维生素C片含量。取本品20片，精密称定，研细，精密称取适量（约相当于维生素C 0.2g），置100ml量瓶中，加新沸过的冷水100ml与稀醋酸10ml的混合液适量，振摇使维生素C溶解并稀释至刻度，摇匀，迅速滤过，精密量取续滤液50ml，加淀粉指示液1ml，立即用碘滴定液（0.05mol/L）滴定，至溶液显蓝色并持续30s不褪。每1ml碘滴定液（0.05mol/L）相当于8.806mg的$C_6H_8O_6$。计算维生素C片的标示百分含量。

任务3　亚硝酸钠滴定液的配制与标定

一、任务背景

亚硝酸钠滴定液（0.1mol/L）是化学分析实验室常用的标准溶液，需根据实验室工作需要、按需配制标定，做好标准溶液的管理工作。复标规定：每一个月标化一次。

二、任务书

学生角色	检验员
工作任务	亚硝酸钠滴定液（0.1mol/L）的配制与标定
项目情景	测定盐酸普鲁卡因、磺胺嘧啶等含芳伯氨基的药物含量需要用到亚硝酸钠滴定液（0.1mol/L），小组人员将配制亚硝酸钠滴定液（0.1mol/L）并标定
任务描述	1. 计算配制亚硝酸钠滴定液（0.1mol/L）1000ml所需亚硝酸钠的质量 2. 计算配制亚硝酸钠滴定液（0.1mol/L）500ml所需亚硝酸钠的质量 3. 按要求完成指定体积的亚硝酸钠滴定液（0.1mol/L）的配制与标定，并做好记录，贴好标签
目标要求	1. 掌握亚硝酸钠滴定液（0.1mol/L）的配制与标定方法 2. 正确读数，及时记录处理数据，完成报告

三、相关知识

课前思考

提问：为什么采用间接法配制亚硝酸钠滴定液？

对滴定液标定有何要求？

（一）配制

1. 配制方法

取亚硝酸钠7.2 g，加无水碳酸钠（Na_2CO_3）0.10g，加水适量使溶解成1000ml，摇匀。置玻璃塞的棕色玻璃瓶中，密闭，贴好标签，标定，备用。

如果配制体积为500ml，应取亚硝酸钠、无水碳酸钠（Na_2CO_3）分别多少？

2. 配制注意事项

（1）因亚硝酸钠液（0.1mol/L）在pH=10左右最为稳定，故此在配制1000ml溶液时加入$0.1gNa_2CO_3$作为稳定剂。

（2）置玻璃塞的棕色玻璃瓶中，密闭保存。

（3）如需用亚硝酸钠滴定液（0.05 mol/L）时，可取亚硝酸钠滴定液（0.1 mol/L）加水稀释制成，必要时标定浓度。

（二）标定

1. 基本原理

基准对氨基苯磺酸具有芳伯氨基，在盐酸酸性条件与亚硝酸钠发生重氮化反应，两者反应的摩尔比为1：1。

2. 标定注意事项

（1）在标定中，将滴定尖端插入溶液下，于室温进行快速滴定，其反应随温度升高而加快，而能缩短滴定时间，并能防止$NaNO_2$分解的HNO_2逸出，但应注意温度不得超过30℃，若温度高时，重氮盐易分解。

（2）重氮化滴定所需酸度很强，否则，生成的重氮盐不稳定，可与游离氨类生成偶氮氨基化合物，使滴定结果偏低，故加入盐酸的量需超过理论量2.5~5倍。

（3）凡重氮化较慢的样品，滴定前加溴化钾2g以促进反应速度。

（4）外指示剂法终点判断应为边划边出现蓝色条纹，搅拌3min再用细玻璃棒蘸取溶液少许，同样操作，如立即出现蓝色即为滴定终点。如果不是立即出现蓝色，而是过一段时间后出现蓝色则不是终点。

四、项目实施

1. 仪器设备

分析天平、药匙、干燥箱、永停滴定仪、烧杯（1000ml、150ml）、量筒（100ml、10ml）、量瓶（1000ml、100ml）、酸式滴定管（50ml）、棕色玻璃瓶、洗瓶。

2. 试剂

亚硝酸钠、无水碳酸钠、蒸馏水、基准对氨基苯磺酸、浓氨试液、盐酸（1→2）、溴化钾。外指示剂法还需：含锌碘化钾的淀粉指示液（或试纸）。

3. 实施过程

（1）根据配制体积计算所需亚硝酸钠和无水碳酸钠的质量。

（2）洗涤烧杯、量筒、酸式滴定管等备用。

（3）配制滴定液，贴好标签，备用。

（4）标定时，取在120℃干燥至恒重的基准对氨基苯磺酸约0.5g，精密称定，加水30ml及浓氨试液3ml，溶解后，加盐酸（1→2）20ml，搅拌，在30℃以下用本液迅速滴定，滴定时将滴定管尖端插入液面2/3，处边滴边搅拌，近终点时，将滴定管尖端提出液面，用少量的水淋洗尖端，洗液并入溶液中，继续缓缓滴定，用永停法（或外指示剂法）指示终点，至电流计指针偏转持续1min不回复，即得。每1ml的亚硝酸钠滴定液（0.1mol/L）相当于17.32mg的对氨基苯磺酸。根据本液的消耗量与对氨基苯磺酸的取用量，按式（3-3）算出本液的浓度，即得。

$$c = \frac{m_s \times 0.1}{0.01732 \times V} \qquad (3-3)$$

式中，c 为浓度（mol/L）；m_s 表示基准物的取样量（g）；V 表示基准物消耗滴定液的体积（ml）。

（5）标定3份，计算相对偏差，相对偏差≤0.1%。

（6）操作完毕后按要求将药品、试剂及仪器等清理复位。

五、数据记录与处理

基准试剂名称：　　　　　　批号：　　　　　　来源：

天平型号：　　　　　　室温：

项目 ＼ 测定次数	1	2	3
基准对氨基苯磺酸 m（g）			
滴定管初读数（ml）			
滴定管终读数（ml）			
消耗滴定液体积（ml）			
C（mol/L）			
$\bar{c}$（mol/L）			
偏差（mol/L）			
相对偏差（%）			

计算公式：

计算过程：

六、考核评价

表3-3　亚硝酸钠滴定液的标定考核评分表（考核时间25min，标定1份）

考核内容	分值	评分细则	实得分
职业素养与操作规范（20分）	5	工作服穿着规范、双手洁净，不染指甲，不留长指甲、不披发得5分	
	5	清查给定的试剂、仪器、检验报告单等得5分	
	5	爱护仪器，不浪费药品、试剂，及时记录实验数据得5分	
	5	操作完毕后按要求将药品、试剂及仪器等清理复位得5分	
技能（80分）	2	调节天平水平及清零得2分	
	3	正确取样得3分	
	5	正确称量且其结果在规定范围内得5分	
	2	称量结束后及时清洁天平并复位得2分	
	3	药品转移至烧杯中得3分	
	3	量筒使用正确得3分	
	1	正确溶解药品得1分	
	6	滴定管的正确检漏、清洗、润洗得6分	
	2	装滴定液得2分	
	4	赶气泡、调零得4分	
	3	滴定管插入液面下，加入大部分滴定液正确得3分	
	2	滴定过程左手动作规范得2分	
	2	滴定时搅拌正确得2分	
	3	滴定速度控制得当得3分	
	3	指示剂使用正确得3分	
	3	滴定终点判断正确得3分	
	3	读数正确得3分	
	7	计算公式正确得7分	
	8	结果计算正确得8分	
	5	标定结果与药典标准比较，完成药品标定报告，贴上标签得5分	
	10	在规定时间内完成得10分。每超时间1min扣1分，扣完为止	

七、观察与思考

1. 影响亚硝酸钠滴定液标定结果的因素有哪些？

2. 如何用外指示剂判断终点？

任务4　乙二胺四醋酸二钠滴定液的配制与标定

一、任务背景

乙二胺四醋酸难溶于水，通常用二钠盐（$Na_2H_2Y \cdot 2H_2O$）间接法来配制滴定液，即先配成近似浓度的溶液，再以基准氧化锌（ZnO）标定其浓度。乙二胺四醋酸二钠滴定液（0.1mol/L）的配制量，需根据实验室工作需要、按需配制标定，并做好标准溶液的管理工作。

二、任务书

学生角色	检验员
工作任务	乙二胺四醋酸二钠滴定液（0.05mol/L）的配制与标定
项目情景	测定葡萄糖酸钙、钙锌口服液等药物含量需要用到乙二胺四醋酸二钠滴定液（0.05mol/L），小组人员将配制乙二胺四醋酸二钠滴定液（0.05mol/L）并标定
任务描述	按要求完成指定体积的乙二胺四醋酸二钠滴定液（0.05mol/L）的配制与标定，并做好记录，贴好标签
目标要求	1. 掌握乙二胺四醋酸二钠滴定液（0.05mol/L）的配制与标定方法 2. 正确读数，及时记录并处理数据，完成报告

三、相关知识

课前思考

滴定液浓度校正因子（F）如何计算？对配制的滴定液浓度有何要求？

对滴定液标定有何要求？

（一）配制

1. 配制方法

取乙二胺四醋酸二钠19g，置于烧杯中，加纯化水300ml，微热使之溶解，放冷，转移至1000ml容量瓶中，并加纯化水稀释至刻度，摇匀，转移至试剂瓶中，塞紧，待标定。备用。

2. 配制注意事项

（1）乙二胺四醋酸二钠不易即时溶解，可以加热促使其完全溶解。

（2）乙二胺四醋酸二钠滴定液应置于具玻璃塞的瓶中，避免与橡皮塞、橡皮管等接触。密闭保存。

（二）标定

1. 基本原理

以基准氧化锌（ZnO）标定乙二胺四醋酸二钠滴定液浓度，滴定在pH=10的条件下进行，以铬黑T为指示剂，溶液由酒红色变为纯蓝色即为滴定终点。其反应为：

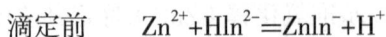

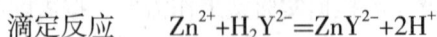

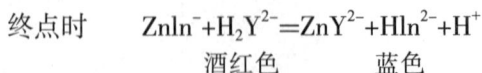

$$滴定前 \quad Zn^{2+}+Hln^{2-}=Znln^-+H^+$$

$$滴定反应 \quad Zn^{2+}+H_2Y^{2-}=ZnY^{2-}+2H^+$$

$$终点时 \quad Znln^-+H_2Y^{2-}=ZnY^{2-}+Hln^{2-}+H^+$$

$$\quad\quad\quad 酒红色 \quad\quad\quad 蓝色$$

2. 标定注意事项

（1）滴定时溶液的pH值需严格控制。甲基红乙醇溶液不宜加得太多，否则加氨水后呈较深的黄色，使终点颜色发绿。

（2）配位反应进行的速度较慢，滴入EDTA溶液的速度不能太快，特别是近终点时应逐滴加入，并充分振摇。

（3）由于加入的试剂中可能混杂有金属离子而消耗滴定液，因此，需将滴定的结果用空白试验校正。

四、项目实施

1. 仪器设备

分析天平、药匙、干燥箱、烧杯（1000ml、150ml）、量筒（100ml、10ml）、量瓶（1000 ml、100ml）、锥形瓶（250ml）、酸式滴定管（50ml）、棕色玻璃瓶、洗瓶。

2. 试剂

乙二胺四醋酸二钠、纯化水、基准氧化锌、稀盐酸、0.025%甲基红的乙醇溶液、氨试液、氨-氯化铵缓冲液、铬黑T指示剂。

3. 实施过程

（1）根据配制体积计算所需乙二胺四醋酸二钠的质量。

（2）洗涤烧杯、量筒、锥形瓶、酸式滴定管等备用。

（3）配制滴定液，贴好标签，备用。

（4）标定时，取在800℃炽灼至恒重的基准氧化锌约0.12g，精密称定，加稀盐酸3ml使之溶解，加水25ml，加0.025%甲基红的乙醇溶液1滴，滴加氨试液至溶液显微黄色，再加水25ml和氨–氯化铵缓冲液（pH10.0）10ml，加铬黑T指示剂少许，用待标定的乙二胺四醋酸二钠滴定液滴定至溶液由酒红色变为纯蓝色即为终点，并将滴定的结果用空白试验校正。每1ml的乙二胺四醋酸二钠滴定液（0.05mol/L）相当于4.069mg的氧化锌。按式（3-4）计算滴定液浓度。

$$c = \frac{m_s \times 0.05 \times 1000}{4.069 \times (V_1 - V_0)} \qquad (3-4)$$

式中，c为滴定液浓度（mol/L）；m_s表示基准物的取样量（g）；V_1表示基准物消耗滴定液的体积（ml）；V_0表示空白试验消耗滴定液的体积，ml。

（5）标定3份，计算相对偏差，相对偏差≤0.1%。

（6）操作完毕后按要求将药品、试剂及仪器等清理复位。

五、数据记录与处理

基准试剂名称：　　　　　　　　批号：　　　　　　　　来源：

天平型号：　　　　　　　　室温：

测定次数 项目	1	2	3
基准氧化锌m（g）			
滴定管初读数（ml）			
滴定管终读数（ml）			
消耗滴定液体积（ml）			
空白试验（ml）			
C（mol/L）			
$\bar{c}$（mol/L）			
偏差（mol/L）			
相对偏差（%）			

计算公式：

计算过程：

六、考核评价

表3-4 乙二胺四醋酸二钠滴定液的标定考核评分表（考核时间25min，标定1份）

考核内容	分值	评分细则	实得分
职业素养与操作规范（20分）	5	工作服穿着规范、双手洁净，不染指甲，不留长指甲、不披发得5分	
	5	清查给定的试剂、仪器、检验报告单等得5分	
	5	爱护仪器，不浪费药品、试剂，及时记录实验数据得5分	
	5	操作完毕后按要求将药品、试剂及仪器等清理复位得5分	
技能（80分）	2	调节天平水平及清零得2分	
	3	正确取样得3分	
	5	正确称量且其结果在规定范围内得5分	
	2	称量结束后及时清洁天平并复位得2分	
	3	药品转移至锥形瓶中得3分	
	3	量筒使用正确得3分	
	2	正确溶解药品得2分	
	2	加0.025%甲基红的乙醇溶液1滴，滴加氨试液至溶液显微黄色，正确得2分	
	3	加入指示剂得3分	
	6	滴定管的正确检漏、清洗、润洗得6分	
	2	装滴定液得2分	
	4	赶气泡、调零得4分	
	2	滴定过程左手动作规范得2分	
	2	滴定过程右手动作规范得2分	
	3	滴定速度控制得当得3分	
	3	滴定终点判断正确得3分	
	3	读数正确得3分	
	7	计算公式正确得7分	
	8	结果计算正确得8分	
	5	标定结果与药典标准比较，完成药品标定报告，贴上标签得5分	
	10	在规定时间内完成得10分。每超时间1min扣1分，扣完为止	

七、观察与思考

1. 滴定过程中为什么要加氨-氯化铵缓冲液？

2. 氧化锌溶解后加甲基红指示液，再加氨试液至溶液呈微黄色，此步操作目的是什么？

3. 请从下面任选一个进行实验方案设计，并实施后讨论实验结果。

（1）活性钙片含量测定　精密称取活性钙片（标示量为0.025g）20片，研细，精密称取适量（约相当于Ca 50mg），加稀盐酸2ml溶解后，加水90ml与三乙醇胺溶液（1→3）5ml，摇匀，再加氢氧化钠试液15ml，钙紫红素指示液0.1ml，用EDTA滴定液（0.05mol/L）滴定至溶液由紫红色变为纯蓝色。每1ml EDTA滴定液（0.05mol/L）相当于2.004mg的Ca。

（2）葡萄糖酸钙片含量测定　取标示量为0.5g葡萄糖酸钙片20片，精密称定，研细，精密称取适量（约相当于葡萄糖酸钙1g），置100ml量瓶中，加水约50ml，微热使葡萄糖酸钙溶解，放冷，用水稀释至刻度，摇匀，滤过，精密量取续滤液25ml，加水75ml，加氢氧化钠试液15ml与钙紫红素指示剂0.1g，用乙二胺四醋酸二钠滴定液（0.05mol/L）滴定至溶液自紫色转变为纯蓝色。每1ml乙二胺四醋酸二钠滴定液（0.05mol/L）相当于22.42mg的$C_{12}H_{22}CaO_{14} \cdot H_2O$。

（3）注意　实验室若无钙紫红素指示剂，葡萄糖酸钙片含量测定改用铬黑T，方法如下。取标示量为0.5g葡萄糖酸钙片20片，精密称定，研细，精密称取适量（约相当于葡萄糖酸钙1g），加水约50ml，微热使葡萄糖酸钙溶解，放冷，转移至100ml量瓶中，用水稀释至刻度，摇匀，滤过，精密量取续滤液25ml，加水75ml，加甲基红的乙醇溶液3滴，如显红色，滴加氨试液至溶液呈微黄色，氨-氯化铵缓冲液10ml，铬黑T指示剂少许，用乙二胺四醋酸二钠滴定液（0.05mol/L）滴定至溶液自紫红色转变为纯蓝色。每1ml乙二胺四醋酸二钠滴定液（0.05mol/L）相当于22.42mg的$C_{12}H_{22}CaO_{14} \cdot H_2O$。是否可行？

项目四　物理常数的测定

任务1　甘油的相对密度测定

一、任务背景

甘油作为润滑性泻药收载在《中国药典》二部，作为药用辅料、溶剂和助悬剂收载在中国药典四部。相对密度是甘油的一项重要物理常数，是控制甘油质量的一项重要指标。测定相对密度对控制甘油质量具有重要意义。本次的检验样品甘油按照中国药典二部检测甘油的相对密度。

二、任务书

学生角色	检验员
工作任务	测定甘油的相对密度
项目情景	受某单位委托，检测一批甘油的相对密度，并判断是否达到质量标准要求
任务描述	以小组为单位，查阅药典经讨论并制定检测方案，依据标准进行检测并判断结果
目标要求	1. 掌握甘油的相对密度测定方法 2. 及时记录，正确处理数据并判断结果，填写报告

三、相关知识

相对密度系指在共同特定条件下（如同一温度、同一压力），某物质的密度与参考物质（水）的密度之比。除另有规定外，均指20℃时的比值。某些药品具有一定的相对密度，当其纯度变更，相对密度亦随同改变；因此，测定相对密度可以区别或检查药品的纯杂程度。

中国药典收载的相对密度测定方法有比重瓶法和韦氏比重秤法，以比重瓶法较常用。采用比重瓶法测定甘油的相对密度，中国药典二部规定在25℃时不小于1.2569。

四、项目实施

1. 仪器设备

比重瓶、万分之一分析天平、洗瓶、滤纸、温度计、水浴锅等。

2. 试剂试药

甘油、新鲜煮沸并放冷的纯化水等。

3. 实施过程

（1）称取洁净、干燥的比重瓶，记录（记为m_1）。

（2）将甘油装满比重瓶中，用滤纸擦干比重瓶外壁的药品。

（3）药品25℃水浴恒温。恒温过程中不断用滤纸擦去瓶塞顶端溢出的药品。

（4）用滤纸将比重瓶外壁的水擦干，并称量记录（记为m_2）。

（5）倾出比重瓶的药品，用新沸过的冷水润洗比重瓶，并装满新沸过的冷水，用滤纸将比重瓶外壁的水擦干。

（6）25℃水浴恒温。恒温过程中不断用滤纸擦去瓶塞顶端溢出的水。

（7）用滤纸将比重瓶外壁的水擦干，并称量，记录（记为m_3）。

（8）计算公式如式（4-1）。

$$供试品的相对密度 = \frac{供试品重量}{水重量} = \frac{m_2 - m_1}{m_3 - m_1} \qquad (4-1)$$

（9）操作完毕后按要求将药品、试剂及仪器等清理复位。

五、数据记录与处理

样品名称：　　　　　规格：　　　　　批号：　　　　　来源：

天平型号：　　　　　比重瓶：　　　　　　　　　　测定温度：

规定：应为25℃时相对密度不小于1.2569。

依法检查（《中国药典》通则0601）

m_1

m_2

m_3

甘油的相对密度 =

结果：

结论：＿＿＿＿＿规定

六、实训报告

样品名称：　　　　　规格：　　　　批号：　　　　来源：

检验项目	标准规定	检验结果（及单项结论）

结论：

七、考核评价

表4-1　甘油的相对密度测定考核评分表（考核时间40min，测定1份）

考核内容	分值	评分细则	实得分
职业素养与操作规范（20分）	5	工作服穿着规范、双手洁净，不染指甲，不留长指甲、不披发得5分	
	5	清查给定的药品、试剂、仪器、药典、检验报告单等得5分	
	5	爱护仪器，不浪费药品、试剂，及时记录实验数据得5分	
	5	操作完毕后按要求将试剂、仪器等清理复位得5分	

续表

考核内容	分值	评分细则	实得分
技能 （80分）	4	称取空比重瓶重量得4分	
	4	将药品装入比重瓶中得4分	
	3	用滤纸将比重瓶外壁的药品擦去得3分	
	4	药品25℃水浴恒温得4分	
	4	在恒温过程中，不断用滤纸擦去瓶塞顶端溢出的药品得4分	
	6	用滤纸将比重瓶外壁的水擦干，并称量得6分	
	8	倾出比重瓶的药品，用新沸过的蒸馏水润洗比重瓶，并装入新沸过的蒸馏水得8分	
	3	用滤纸将比重瓶外壁的水擦去得3分	
	4	25℃水浴恒温得4分	
	4	在恒温过程中，不断用滤纸擦去瓶塞顶端溢出的水得4分	
	6	用滤纸将比重瓶外壁的水擦干，并称量得6分	
	8	列出计算公式得8分（药品相对密度=药品重量/水重量）	
	7	将测定结果代入公式，计算结果得7分	
	5	检测结果与药典标准比较，完成药品检验报告得5	
	10	在规定时间内完成得10分，每超时间1min扣1分，扣完为止	

八、观察与思考

1. 当室温高于25℃时，对测定结果有何影响？如何处理？

2. 试述比重瓶法测定操作要点。

任务2　葡萄糖的比旋度测定

一、任务背景

葡萄糖具有手性碳原子，具有旋光性。《中国药典》收载葡萄糖、无水葡萄糖均规定测定比旋度，控制药品质量。药用葡萄糖是D-葡萄糖，有 α 和 β 两种互变异构体，α-D-葡萄糖比旋度为+113.4°。β-D-葡萄糖比旋度为+19.7°，因此，配制溶液时加入氨试液加速变旋，达到平衡时，成为比旋度为+52.6°～53.2°的醛式-D-葡萄糖。

二、任务书

学生角色	检验员
工作任务	测定葡萄糖的比旋度
项目情景	受某单位委托，检测一批葡萄糖的比旋度，并判断是否达到质量标准要求
任务描述	以小组为单位，查阅药典经讨论并制定检测方案，依据标准进行检测并判断结果
目标要求	1. 掌握葡萄糖的比旋度测定方法 2. 及时记录，正确处理数据并判断结果，填写报告

三、相关知识

在一定波长与温度下，偏振光通过长 1dm 并每 1ml 中含有旋光性物质 1g 的溶液时测得的旋光度称为比旋度，常用符号 $[\alpha]_D^t$ 表示。D 表示测定波长为钠光谱的 D 线（589.3nm），t 为测定时温度，一般测定温度为 20℃。比旋度是物质的物理常数，测定比旋度可以鉴别或检查某些药品的纯杂程度，亦可用以测定含量。

四、项目实施

1. 仪器设备

自动旋光仪、旋光管、电子天平（千分之一）、药匙、称量纸、小烧杯、洗瓶、胶头滴管、量筒、滤纸、玻璃棒、容量瓶（100ml）、水浴锅。

2. 试剂试药

葡萄糖、氨试液、纯化水。

3. 实施过程

（1）开机　电子天平、自动旋光仪开机预热。

（2）洗涤　洗涤小烧杯、胶头滴管，容量瓶检漏、洗涤，备用。

（3）测定方法　取本品约 10g，精密称定，置小烧杯中，加水溶解，定量转移至 100ml 量瓶中，加水适量与氨试液 0.2ml，用水稀释至刻度，摇匀，放置 10min，在 25℃时，先用纯化水清洗旋光管，再将纯化水注入旋光管，盖好并旋紧管盖，将管外擦干，放入旋光仪中做空白校正，按"测量"键，再按"清零"键，显示"0"。再用供试品溶液淋洗旋光管 2 ~ 3 次，将该溶液注入旋光管，盖好玻片并旋紧管盖，将管外擦干，放入旋光仪中，按"复测"键读数，重复按"复测"键三次。中国药典二部规定在 25℃时葡萄糖比旋度为 + 52.6°　~ + 53.2°。

（4）计算　计算公式如式（4-2）

$$[\alpha]_D^t = \frac{100 \times \alpha}{L \times c} \qquad (4-2)$$

式中，$[\alpha]_D^t$ 为比旋度；L 为测定管长度，dm；α 为测得的旋光度；c 为每100ml溶液中含有被测物质的重量（按干燥品或无水物计算），g。

五、数据记录与处理

样品名称：　　　　　规格：　　　　　批号：　　　　　来源：

仪器：天平型号＿＿＿＿＿＿＿　　　　数字式旋光仪型号＿＿＿＿＿＿＿

规定：在25℃时葡萄糖比旋度为 + 52.6° ~ + 53.2°。

依据：《中国药典》通则0621　旋光管长度：＿＿＿dm　温度：＿＿＿＿℃

　　　葡萄糖供试品重 m_1 =　　　　　干燥失重 =　　　　　配制体积 =

　　　公式 α_1 =　　　　α_2 =　　　　α_3 =　　　　平均值：

计算公式：

计算过程：

　　　　　　　　　　　　　　　　　　　　　　结论：＿＿＿＿＿规定

六、实训报告

样品名称：　　　　　规格：　　　　　批号：　　　　　来源：

检验项目	标准规定	检验结果（及单项结论）

结论：

七、考核评价

表4-2　葡萄糖比旋度的测定考核评分表（考核时间40min，测定1份）

考核内容	分值	评分细则	实得分
职业素养与操作规范（20分）	5	工作服穿着规范、双手洁净，不染指甲，不留长指甲、不披发得5分	
	5	清查给定的试剂、仪器、检验报告单等得5分	
	5	爱护仪器，不浪费药品、试剂，及时记录实验数据得5分	
	5	操作完毕后按要求将试剂、仪器等清理复位得5分	

续表

考核内容	分值	评分细则	实得分
技能（80分）	1	调节天平水平及清零得1分	
	2	准确称量葡萄糖，且及时关闭天平得2分	
	2	在烧杯中用适量的纯化水溶解葡萄糖，玻璃棒搅拌得2分	
	2	滴加氨试液0.2ml得2分	
	6	玻璃棒引流，将溶解液转移至容量瓶中，并用纯化水洗涤烧杯内壁3次，洗涤液并入容量瓶得6分	
	4	继续加纯化水稀释，当加水至2/3容积时混匀得4分	
	4	离刻度线1~2cm时改用胶头滴管定容，并充分混匀得4分	
	3	药品溶液25℃水浴恒温得3分	
	3	旋光仪参数设定得3分	
	3	选择、清洗旋光管得3分	
	6	药品测定前空白校正（供试品溶剂润洗、注入旋光管并驱赶气泡、调零）得6分	
	6	供试品溶液测量（润洗、注入供试品溶液并驱赶气泡）得6分	
	2	读取数据得2分	
	6	药品测定后空白校正（供试品溶剂润洗、注入旋光管并驱赶气泡、调零）得6分	
	8	列出计算公式得8分	
	7	将测定结果代入公式，计算结果得7分	
	5	检测结果与药典标准比较，完成药品检验报告得5分	
	10	在规定时间内完成得10分，每超时间1min扣1分，扣完为止	

八、观察与思考

1. 影响比旋度测定结果的因素有哪些？

2. 如果测得葡萄糖的干燥失重为5.0%，比旋度测定时称取的葡萄糖9.550g制成100ml溶液，按干燥品计算，该葡萄糖的浓度（g/100ml）是多少？

3. 请根据下列内容设计头孢氨苄比旋度测定的实施方案。

头孢氨苄比旋度的测定方法：取本品适量，精密称定，加水溶解并定量稀释制成每1ml中约含5mg的溶液，依法测定（通则0621），比旋度为+149°~+158°。

任务3　pH值的测定

一、任务背景

pH系指水溶液中氢离子活度的负对数值，表示溶液的酸度。许多原料药、注射液、滴眼液等规定检查pH值。如，葡萄糖氯化钠注射液的pH值应为3.5～5.5，盐酸普鲁卡因注射液pH值应为3.5～5.0；盐酸利多卡因注射液pH值应为4.0～6.0。

二、任务书

学生角色	检验员
工作任务	测定盐酸普鲁卡因注射液pH值、盐酸利多卡因注射液pH值
项目情景	接到车间通知，检测一批盐酸普鲁卡因注射液pH值、一批盐酸利多卡因注射液pH值，并判断是否达到质量标准要求
任务描述	以小组为单位，查阅药典经讨论并制定检测方案，依据标准进行检测并判断结果
目标要求	1. 掌握pH值的测定方法 2. 及时记录，正确处理数据并判断结果，填写报告

三、相关知识

测定溶液pH值使用酸度计（或pH计）。测量时常用玻璃电极做指示电极、饱和甘汞电极作参比电极，同时浸入同一溶液中，构成测量电池。采用两次直接电位法测定溶液pH，当温度为25℃时，则待测溶液pH如式（4–3）所示。

$$pH_x = pH_s + \frac{E_x - E_s}{0.05916} \qquad （4-3）$$

注意事项

1. 标准缓冲溶液必须准确配制，否则将严重影响仪器的测量精度。

2. 初次使用的电极传感器比较干燥，可能影响仪器的测量精度，应先将电极浸泡在3mol/L氯化钾溶液中2h。

3. pH复合玻璃电极的球泡易碎，不能与硬物接触，使用完后的电极需浸泡在电极保护液中保存，保证电极的球泡湿润。

4. 酸度计置于清洁、干燥、阴凉处。不使用时，短路插头应置于电极接头处，使电极接入端处于短路状态以保护仪器。

四、项目实施

1. 仪器设备

精密酸度计，pH复合玻璃电极，洗瓶，小烧杯，胶头滴管，量筒，玻璃棒，容量瓶（250ml）、温度计、滤纸等。

2. 试剂试药

盐酸普鲁卡因注射液，盐酸利多卡因注射液，邻苯二甲酸氢钾标准缓冲液（pH=4.00），磷酸盐标准缓冲溶液（pH=6.86），饱和氯化钾溶液，纯化水。

3. 实施过程

（1）连接仪器各部件，接通电源，按［ON］键，仪器开机，预热。

（2）洗涤小烧杯备用。

（3）取数支盐酸普鲁卡因注射液，用砂轮在安瓿瓶颈部转一圈，掰开安瓿，将药液倒入洁净小烧杯中（约30ml），贴上标签。同样准备盐酸利多卡因注射液供试品溶液，贴好标签。

（4）设置温度，将温度传感器置于待测溶液中，按"ATC"键进行自动温度设置。

（5）按"CAL"键，屏幕显示6.86提示使用pH6.86磷酸盐标准缓冲液进行校正。将洗净的pH电极及温度探针浸入6.86标准缓冲液中，缓缓摇动溶液，按ENTER开始校正，仪器自动显示校正值6.86，并闪3次，第一次校正完毕。

（6）将pH电极及温度探针从pH6.86磷酸盐标准缓冲液中提出，用纯化水清洗pH电极及温度探针并吸干水珠。

（7）将pH电极及温度探针浸入pH4.00邻苯二甲酸氢钾标准缓冲液中，缓缓摇动溶液，按ENTER开始校正。校正完毕，仪器自动进入测pH状态。

（8）将pH电极及温度探针从pH4.00标准缓冲液中提出，用纯化水清洗pH电极及温度探针并吸干水珠。

（9）将pH电极及温度探针浸入盐酸普鲁卡因注射液中，轻轻摇动小烧杯，待读数稳定后，读出数值，并记录结果。

（10）同样方法测定盐酸利多卡因注射液pH，并记录结果。

（11）测定完毕后，用纯化水清洗电极并吸干电极上的残留液，用盛有饱和氯化钾溶液的电极帽浸泡电极，按要求将药品、试剂及仪器等清理复位。

五、数据记录与处理

样品名称：　　　规格：　　　批号：　　　来源：

仪器：_____数字式酸度计（编号：_____）测定室温：____℃

规定：pH值应为_____

依法检查（《中国药典》通则0631）

磷酸盐标准缓冲液　　　（定位）：(____ ℃_____)　_____　　_____

苯二甲酸盐标准缓冲液　（核对）：(____ ℃_____)　_____　　_____

测定值：_____

平均值：_____

结果：_____

结论：_____规定

六、实训报告

样品名称：	规格：	批号：	来源：
检验项目	标准规定		检验结果（及单项结论）

结论：

七、考核评价

表4-3　盐酸普鲁卡因注射液pH的测定考核评分表（考核时间20min）

考核内容	分值	评分细则	实得分
职业素养与操作规范（20分）	5	工作服穿着规范、双手洁净，不染指甲，不留长指甲、不披发得5分	
	5	清查给定的试剂、仪器、检验报告单等得5分	
	5	爱护仪器，不浪费药品、试剂，及时记录实验数据得5分	
	5	操作完毕后按要求将试剂、仪器等清理复位得5分	
技能（80分）	5	插上电源，打开电源开关预热得5分	
	5	将酸度计pH-mV选择置于pH档得5分	
	5	测定待测溶液的温度得5分	
	5	调节"温度"补偿器使温度与被测溶液的温度相同得5分	
	5	纯化水清洗电极，并吸干电极上残留液得5分	
	5	把电极插在磷酸盐标准缓冲液（pH=6.86），调节定位调节器使仪器读数为6.86得5分	
	5	取出电极，纯化水清洗电极，并吸干电极上残留液得5分	
	5	把电极插在邻苯二甲酸氢钾标准缓冲液（pH=4.01），等数值稳定后，调节"斜率"使仪器读数为4.01得5分	
	5	取出电极，纯化水清洗电极，并吸干电极上残留液得5分	
	3	将电极放入待测溶液中得3分	

续表

考核内容	分值	评分细则	实得分
技能 （80分）	3	读出数值并记录得3分	
	4	实验完毕后，用纯化水清洗电极并吸干电极上残留液，用盛有饱和 KCl溶液的电极帽浸泡电极得4分	
	15	检查结果与药典标准比较，完成药品检验报告得15分	
	10	在规定时间内完成10分，每超时间1min扣1分，扣完为止	

表4-4 盐酸利多卡因注射液 pH 的测定考核评分表（考核时间20min）

考核内容	分值	评分细则	实得分
职业素养与操作规范 （20分）	5	工作服穿着规范、双手洁净，不染指甲，不留长指甲、不披发得5分	
	5	清查给定的试剂、仪器、检验报告单等得5分	
	5	爱护仪器，不浪费药品、试剂，及时记录实验数据得5分	
	5	操作完毕后按要求将试剂、仪器等清理复位得5分	
技能 （80分）	5	插上电源，打开电源开关预热得5分	
	5	将酸度计 pH-mV 选择置于 pH 档得5分	
	5	测定待测溶液的温度得5分	
	5	调节"温度"补偿器使温度与被测溶液的温度相同得5分	
	5	纯化水清洗电极，并吸干电极上残留液得5分	
	5	把电极插在磷酸盐标准缓冲液（pH=6.86），调节定位调节器使仪器读数为 6.86 得5分	
	5	取出电极，纯化水清洗电极，并吸干电极上残留液得5分	
	5	把电极插在邻苯二甲酸氢钾标准缓冲液（pH=4.01），等数值稳定后，调节"斜率"使仪器读数为 4.01 得5分	
	5	取出电极，纯化水清洗电极，并吸干电极上残留液得5分	
	3	将电极放入待测溶液中得3分	
	3	读出数值并记录得3分	
	4	实验完毕后，用纯化水清洗电极并吸干电极上残留液，用盛有饱和 KCl溶液的电极帽浸泡电极得4分	
	15	检查结果与药典标准比较，完成药品检验报告得15分	
	10	在规定时间内完成10分。每超时间1min扣1分，扣完为止	

八、观察与思考

1. 溶液温度变化时，pH值变化有什么规律吗？

2. 使用pH复合玻璃电极应注意哪些事项？

模块二　药物的鉴别

项目五　鉴别试验

任务1　一般鉴别试验

一、项目背景

阴阳离子鉴别试验属于一般鉴别试验，收载在中国药典四部通则中。化学实验室收到了一批含硫酸盐、酒石酸盐、钙盐、铁盐的试剂，需鉴别其真伪。

二、任务书

学生角色	检验员
工作任务	硫酸盐的鉴别；酒石酸盐的鉴别；钙盐的鉴别；铁盐的鉴别
项目情景	化学实验室收到了一批含硫酸盐、酒石酸盐、钙盐、铁盐的试剂，鉴别其真伪
任务描述	以小组为单位，查阅药典经讨论并制定检测方案，依据标准进行检测并判断结果
目标要求	1.掌握硫酸盐、酒石酸盐、钙盐、铁盐等一般鉴别试验方法及原理 2.仔细观察现象，及时记录，完成报告

三、相关知识

（一）硫酸盐鉴别原理

1. 利用硫酸盐与氯化钡反应生成难溶性的钡盐，此沉淀不溶于盐酸或硝酸。

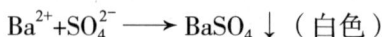

$$Ba^{2+}+SO_4^{2-} \longrightarrow BaSO_4 \downarrow （白色）$$

2. 利用硫酸盐与醋酸铅作用生成难溶性的硫酸铅，此沉淀溶于醋酸铵试液或氢氧化钠试液。

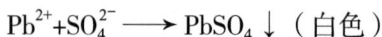

$$Pb^{2+}+SO_4^{2-} \longrightarrow PbSO_4 \downarrow （白色）$$

$$PbSO_4 + 4Ac^- \longrightarrow [Pb(Ac)_4]^{2-} + SO_4^{2-}$$

$$PbSO_4 + 4OH^- \longrightarrow PbO_2^{2-} + 2H_2O + SO_4^{2-}$$

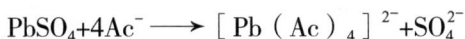

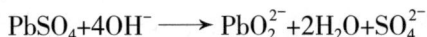

3. 利用硫酸盐不与盐酸反应，而硫代硫酸盐与盐酸反应析出乳硫进行区分。

（二）酒石酸鉴别原理

酒石酸具有还原性，可以还原氨制硝酸银试液析出银镜鉴别；还可以被弱氧化剂过氧化氢氧化，同时与被过氧化氢氧化生成的三价铁配合，生成在碱性溶液中显紫色的配合物。

（三）钙盐鉴别原理

1. 钙的火焰光谱的主要谱线有622nm、554nm、442.67nm与602nm，其中622nm的谱线最强，显砖红色。

2. 在一般钙盐中，草酸钙的溶解度最小，草酸铵与钙离子作用，产生白色细小结晶草酸钙沉淀。此沉淀在盐酸中分解而溶解。

$$Ca^{2+} + C_2O_4^{2-} \longrightarrow CaC_2O_4 \downarrow$$

（四）铁盐鉴别原理

1. 三价铁离子与亚铁氰化钾反应生成普鲁士蓝沉淀。该沉淀能被氢氧化钠分解产生棕色的氢氧化铁沉淀。

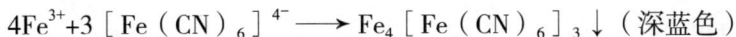

$$4Fe^{3+} + 3[Fe(CN)_6]^{4-} \longrightarrow Fe_4[Fe(CN)_6]_3 \downarrow （深蓝色）$$

2. 三价铁离子在盐酸酸性溶液中与SCN^-生成血红色的配位离子。

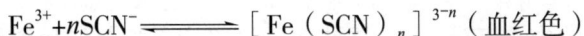

$$Fe^{3+} + nSCN^- \Longrightarrow [Fe(SCN)_n]^{3-n} （血红色）$$

（五）注意事项

1. 试液应逐滴加入，边加边振摇，并注意仔细观察反应现象。

2. 试验中需分离沉淀时，采用离心机（或静置）分离，经离心沉降后，用吸出法或倾泻法分离沉淀。

3. 试验在试管或离心试管中进行，如需加热，应小心仔细，使用试管夹夹在离试管口1/3处，边加热边振摇，试管口不要对着自己或旁人。

四、项目实施

（一）硫酸盐鉴别

1. 仪器设备

刻度试管、试管架、离心机、胶头滴管。

2. 试剂

样品溶液（硫酸钾）、氯化钡试液、盐酸、硝酸、醋酸铅试液、醋酸铵试液、氢氧化钠试液、纯化水等。

3. 实施过程

（1）洗涤试管等备用。

（2）取供试品溶液2ml，滴加氯化钡试液，即生成白色沉淀，分离，沉淀在盐酸或硝酸中均不溶解。

（3）取供试品溶液2ml，滴加醋酸铅试液，即生成白色沉淀，分离，沉淀在醋酸铵试液或氢氧化钠试液中溶解。

（4）取供试品溶液1ml，滴加盐酸，不生成白色沉淀，与硫代硫酸盐区别。

（二）酒石酸鉴别

1. 仪器设备

刻度试管、试管夹、试管架、胶头滴管、玻璃棒、水浴锅。

2. 试剂

酒石酸盐、稀盐酸、稀硝酸、氨试液、硝酸银试液、醋酸、硫酸亚铁试液、过氧化氢试液、氢氧化钠试液、pH试纸。

3. 实施过程

（1）洗涤试管等备用。

（2）取供试品的中性溶液2ml，置洁净的试管中，加氨制硝酸银试液数滴，置水浴中加热，银即游离并附在试管的内壁成银镜。

（3）取供试品溶液2ml，加醋酸成酸性后，加硫酸亚铁试液1滴和过氧化氢试液1滴，待溶液褪色后，用氢氧化钠试液碱化，溶液即显紫色。

（三）钙盐鉴别

1. 仪器设备

刻度试管、试管架、离心机、胶头滴管、量筒、药匙、称量纸、洗瓶、铂丝、酒精灯。

2. 试剂

供试品粉末、供试品溶液（1→20）、甲基红指示液、氨试液、盐酸、pH试纸、草酸铵试液、离心机等。

3. 实施过程

（1）洗涤试管等备用。

（2）取铂丝，用盐酸湿润后，蘸取供试品，在无色火焰中燃烧，火焰即显砖红色。

（3）取供试品溶液（1→20）2ml，加甲基红指示液2滴振摇，滴加氨试液中和并振摇，再滴加盐酸至恰呈酸性（呈红色），滴加草酸铵试液至沉淀不再增加并振摇；分离沉淀，并分为2份，一份中加醋酸并振摇，沉淀不溶，另一份加盐酸，并振摇，沉淀溶解。

（四）铁盐鉴别

1. 仪器设备

刻度试管、试管架、药匙、称量纸、洗瓶、离心机、胶头滴管。

2. 试剂

铁盐溶液、亚铁氰化钾试液、氢氧化钠试液、稀盐酸、硫氰酸铵试液。

3. 实施过程

（1）洗涤试管等备用。

（2）取供试品溶液1ml，滴加亚铁氰化钾试液，即生成深蓝色沉淀；分离，沉淀分为2份，一份加稀盐酸中不溶；另一份加氢氧化钠试液，即生成棕色沉淀。

（3）取供试品溶液1ml，滴加硫氰酸铵试液，即显血红色。

五、实训记录及报告

样品名称：

【鉴别】

（1）化学反应

取供试品溶液_____ml，滴加氯化钡试液，即生成_____，分离，沉淀在盐酸_____或硝酸中_____。

结论：_____反应

（2）化学反应

取供试品溶液_____ml，滴加醋酸铅试液，即生成_____，分离，沉淀在醋酸铵试液_____或氢氧化钠试液中_____。

结论：_____反应

（3）化学反应

取供试品溶液_____ml，滴加盐酸，_____，与硫代硫酸盐区别。

结论：_____反应

实训报告

样品名称：

检验项目	标准规定	检验结果（及单项结论）

结论：

样品名称：

【鉴别】

（1）化学反应

取供试品的中性溶液_____ ml，置洁净的试管中，加氨制硝酸银试液数滴，置水浴中加热，_____。

结论：_____反应

（2）化学反应

取供试品溶液_____ ml，加醋酸成酸性后，加硫酸亚铁试液1滴和过氧化氢试液1滴，待溶液褪色后，用氢氧化钠试液碱化，溶液即显_____。

结论：_____反应

实训报告

样品名称：

检验项目	标准规定	检验结果（及单项结论）

结论：

样品名称：

【鉴别】

（1）化学反应

取铂丝，用盐酸湿润后，蘸取供试品，在无色火焰中燃烧，火焰即显_____。

结论：_____反应

（2）化学反应

取供试品溶液（1→20）_____ ml，加甲基红指示液2滴振摇，滴加氨试液中和并振摇，再滴加盐酸至恰呈酸性（呈红色），滴加草酸铵试液至沉淀不再增加并振摇；分离沉淀，并分为2份，一份中加醋酸并振摇，_____，另一份加盐酸，并振摇，_____。

结论：_____反应

实训报告

样品名称：

检验项目	标准规定	检验结果（及单项结论）

结论：

样品名称：

【鉴别】

（1）化学反应

取供试品溶液_____ml，滴加亚铁氰化钾试液，即生成深蓝色沉淀；分离，沉淀在稀盐酸中____，但加氢氧化钠试液，即生成_____。

结论：_____反应

（2）化学反应

取供试品溶液_____ml，滴加硫氰酸铵试液，即显_____。

结论：_____反应

实训报告

样品名称：

检验项目	标准规定	检验结果（及单项结论）

结论：

六、考核评价

表5-1　硫酸盐的鉴别考核评分表（考核时间20min）

考核内容	分值	评分细则	实得分
职业素养与操作规范（20分）	5	工作服穿着规范、双手洁净，不染指甲，不留长指甲、不披发得5分	
	5	清查给定的试剂、仪器、检验报告单等得5分	
	5	爱护仪器，不浪费药品、试剂，及时记录实验现象得5分	
	5	操作完毕后按要求将试剂、仪器等清理复位得5分	

续表

考核内容	分值	评分细则	实得分
技能 （80分）	3	正确移取供试品溶液于试管中得3分	
	6	滴加氯化钡试液至沉淀不再增加并振摇得6分	
	5	分离沉淀并分为两份得5分	
	5	向一份沉淀中加入盐酸并振摇得5分	
	5	向另一份沉淀中加入硝酸并振摇得5分	
	3	正确移取供试品溶液于试管中得3分	
	6	正确滴加醋酸铅试液至沉淀不再增加并振摇得6分	
	5	分离沉淀并分为两份得5分	
	6	向一份沉淀中加入醋酸铵试液并振摇得6分	
	5	向另一份沉淀中加入氢氧化钠试液并振摇得5分	
	3	正确移取供试品溶液于试管中得3分	
	3	加盐酸并振摇得3分	
	15	检测结果与药典标准比较，完成药品检验报告得15分	
	10	在规定时间内完成得10分。每超时间1min扣1分，扣完为止	

表5-2　酒石酸盐的鉴别考核评分表（考核时间20min）

考核内容	分值	评分细则	实得分
职业素养与 操作规范 （20分）	5	工作服穿着规范、双手洁净，不染指甲，不留长指甲、不披发得5分	
	5	清查给定的试剂、仪器、检验报告单等得5分	
	5	爱护仪器，不浪费药品、试剂，及时记录实验现象得5分	
	5	操作完毕后按要求将试剂、仪器等清理复位得5分	
技能 （80分）	5	洗涤出洁净的试管（内壁不挂水珠）得5分	
	6	滴加氨试液至硝酸银试液中制取银氨溶液得6分	
	4	移取供试品溶液于洁净的试管中得4分	
	5	用合适的溶液将供试品溶液调成中性（用pH试纸检验）得5分	
	6	向中性供试品溶液中滴加氨制硝酸银试液得6分	
	4	使用水浴加热至有银镜生成得4分	
	5	取供试品溶液于试管中得5分	
	8	滴加醋酸成酸性并振摇（用pH试纸检验）得6分	
	6	加硫酸亚铁试液1滴和过氧化氢试液1滴并振摇得6分	
	6	溶液褪色后，用氢氧化钠试液碱化至溶液显紫色得6分	
	15	检测结果与药典标准比较，完成药品检验报告得15分	
	10	在规定时间内完成得10分。每超时间1min扣1分，扣完为止	

表5-3　钙盐的鉴别考核评分表（考核时间20min）

考核内容	分值	评分细则	实得分
职业素养与操作规范（20分）	5	工作服穿着规范、双手洁净，不染指甲，不留长指甲、不披发得5分	
	5	清查给定的试剂、仪器、检验报告单等得5分	
	5	爱护仪器，不浪费药品、试剂，及时记录实验现象得5分	
	5	操作完毕后按要求将试剂、仪器等清理复位得5分	
技能（80分）	2	选择供试品粉末得2分	
	3	用盐酸湿润铂丝得3分	
	4	蘸取供试品得4分	
	6	在无色火焰中燃烧，并观察火焰颜色得6分	
	2	选择供试品溶液得2分	
	4	取供试品溶液于试管中得4分	
	4	滴加甲基红指示液并振摇得4分	
	4	滴加氨试液进行中和并振摇得4分	
	4	滴加盐酸至pH＜7得4分	
	3	使用pH试纸检验溶液酸碱性得3分	
	5	滴加草酸铵试液至沉淀不再增加并振摇得5分	
	4	分离沉淀并分为两份得4分	
	5	一份中加醋酸并振摇得5分	
	5	另一份中加盐酸并振摇得5分	
	15	检测结果与药典标准比较，完成药品检验报告得15分	
	10	在规定时间内完成得10分。每超时间1min扣1分，扣完为止	

表5-4　铁盐的鉴别考核评分表（考核时间20min）

考核内容	分值	评分细则	实得分
职业素养与操作规范（20分）	5	工作服穿着规范、双手洁净，不染指甲，不留长指甲、不披发得5分	
	5	清查给定的试剂、仪器、检验报告单等得5分	
	5	爱护仪器，不浪费药品、试剂，及时记录实验现象得5分	
	5	操作完毕后按要求将试剂、仪器等清理复位得5分	
技能（80分）	5	选择供试品溶液得5分	
	7	正确移取供试品溶液于试管中得7分	
	7	滴加亚铁氰化钾试液至沉淀不再增加并振摇得7分	
	7	分离沉淀并将其分为两份得7分	
	7	向一份沉淀中加稀盐酸并振摇得7分	
	7	向另一份沉淀中加氢氧化钠试液并振摇得7分	
	4	选择供试品溶液得4分	
	5	正确移取供试品溶液得5分	

续表

考核内容	分值	评分细则	实得分
技能(80分)	6	滴加硫氰酸铵试液并振摇得6分	
	15	检测结果与药典标准比较,完成药品检验报告得15分	
	10	在规定时间内完成得10分。每超时间1min扣1分,扣完为止	

七、观察与思考

影响化学鉴别反应的条件有哪些?

任务2　阿司匹林和异烟肼片的化学鉴别

一、任务背景

阿司匹林是常见的解热镇痛药,具有酯键,可水解产生水杨酸,与三氯化铁反应显色,可供鉴别。异烟肼片是常用抗结核病药,异烟肼的肼基具还原性,可供鉴别。

二、任务书

学生角色	检验员
工作任务	阿司匹林的化学鉴别;异烟肼片的化学鉴别
项目情景	化学实验室收到了一批阿司匹林和异烟肼片,需鉴别其真伪
任务描述	以小组为单位,查阅药典经讨论并制定检验方案,依据标准进行鉴别并判断结果
目标要求	1.掌握阿司匹林和异烟肼片的化学鉴别方法及原理 2.仔细观察现象,及时记录,完成报告

三、相关知识

(一)阿司匹林化学鉴别原理

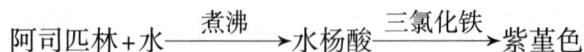

阿司匹林+水 $\xrightarrow{\text{煮沸}}$ 水杨酸 $\xrightarrow{\text{三氯化铁}}$ 紫堇色

阿司匹林的酯键易水解,加碳酸钠试液煮沸水解生成水杨酸钠和醋酸钠,加过量稀硫酸,生成水杨酸和醋酸,水杨酸在水中溶解度小而析出白色沉淀,醋酸有酸臭气。

（二）异烟肼片化学鉴别原理

异烟肼的酰肼基具有还原性，可还原氨制硝酸银试液产生黑色金属银和氮气，并在试管壁形成银镜。

注意：片剂辅料对鉴别有干扰，经过滤取滤液鉴别。

四、项目实施

（一）阿司匹林化学鉴别

1. 仪器设备

刻度试管、试管架、试管夹、药匙、称量纸、洗瓶、量筒、酒精灯或电炉、胶头滴管。

2. 试剂试药

阿司匹林、三氯化铁试液、碳酸钠试液、稀硫酸等。

3. 实施过程

（1）洗涤试管等备用。

（2）取本品约0.1g，加水10ml，煮沸，放冷，加三氯化铁试液1滴，即显紫堇色。

（3）取本品约0.5g，加碳酸钠试液10ml，煮沸2min后，放冷，加过量的稀硫酸，即析出白色沉淀，并发生醋酸的臭气。

（二）异烟肼片化学鉴别

1. 仪器设备

刻度试管、试管架、胶头滴管、玻璃棒、研钵、电子天平、称量纸、药匙、小烧杯、量筒、漏斗、滤纸、洗瓶等。

2. 试剂试药

异烟肼片、氨制硝酸银试液。

3. 实施过程

（1）洗涤试管等备用。

（2）取本品细粉适量（约相当于异烟肼0.1g），加水10ml，振摇，滤过，取滤液1ml置试管中，加氨制硝酸银试液1ml，即发生气泡与黑色浑浊，并在试管壁上生成银镜。

五、实训记录及报告

样品名称：

【鉴别】

（1）化学反应

取供试品_____g，加水10ml，煮沸，放冷，加三氯化铁试液1滴，即显_____。

结论：_____反应

（2）化学反应

取供试品_____g，加碳酸钠试液10ml，煮沸2min后，放冷，加过量的稀硫酸，即析出_____，并发生_____。

结论：_____反应

实训报告

样品名称：

检验项目	标准规定	检验结果（及单项结论）

结论：

样品名称：

【鉴别】

（1）化学反应

取本品细粉适量（约相当于异烟肼0.1g），____g，加水10ml，振摇，滤过，取滤液1ml置试管中，加氨制硝酸银试液1ml，即发生_____，并在试管壁上生成_____。

结论：_____反应

实训报告

样品名称：

检验项目	标准规定	检验结果（及单项结论）

结论：

六、考核评价

表5-5 阿司匹林的化学鉴别考核评分表（考核时间40min）

考核内容	分值	评分细则	实得分
职业素养与操作规范（20分）	5	工作服穿着规范、双手洁净，不染指甲，不留长指甲、不披发得5分	
	5	清查给定的试剂、仪器、检验报告单等得5分	
	5	爱护仪器，不浪费药品、试剂，及时记录实验数据得5分	
	5	操作完毕后按要求将试剂、仪器等清理复位得5分	
技能(80分)	3	转移第一份药品置试管中得3分	
	4	量取10ml水得4分	
	4	加水溶解药品得4分	
	3	用试管夹夹住离试管口1/3处得3分	
	5	用酒精灯加热药品溶液至煮沸得5分	
	3	放冷药品溶液得3分	
	3	加入三氯化铁1滴得3分	
	3	转移第二份药品置另一试管中得3分	
	5	量取10ml碳酸钠试液得5分	
	5	加碳酸钠试液溶解药品得5分	
	3	用试管夹夹住离试管口1/3处得3分	
	7	用酒精灯加热药品溶液，并煮沸2min得7分	
	3	放冷药品溶液得3分	
	4	加入稀硫酸得4分	
	15	检测两次结果与药典标准比较，完成药品检验报告得15分	
	10	在规定时间内完成得10分。每超时间1min扣1分，扣完为止	

表5-6 异烟肼片的化学鉴别考核评分表（考核时间40min）

考核内容	分值	评分细则	实得分
职业素养与操作规范（20分）	5	工作服穿着规范、双手洁净，不染指甲，不留长指甲、不披发得5分	
	5	清查给定的试剂、仪器、检验报告单等得5分	
	5	爱护仪器，不浪费药品、试剂，及时记录实验数据得5分	
	5	操作完毕后按要求将试剂、仪器等清理复位得5分	
技能（80分）	5	研磨药品得5分	
	10	称量药品粉末适量得10分	
	5	转移药品粉末置试管中得5分	
	5	量取10ml水得5分	
	5	加水溶解药品粉末得5分	

续表

考核内容	分值	评分细则	实得分
技能 （80分）	15	过滤药品溶液得15分	
	5	取滤液1ml置试管中得5分	
	5	加入氨制硝酸银试液得5分	
	15	检测结果与药典标准比较，完成药品检验报告得15分	
	10	在规定时间内完成得10分。每超时间1min扣1分，扣完为止	

七、观察与思考

1. 试管中加热应注意哪些事项？

2. 银镜反应鉴别异烟肼片为什么要过滤？滤液中加入氨制硝酸银试液有什么现象？

模块三　药物的杂质检查

项目六　一般杂质检查

任务 1　葡萄糖中氯化物的检查

一、任务背景

在药物分析工作中，杂质检查项目是药物质量分析中最主要的内容之一，氯化物是属于一般杂质检查项目，它的多少能反映出药物的纯杂程度。

二、任务书

学生角色	检验员
工作任务	葡萄糖中氯化物的检查
项目情景	化验室小红接到主任任务，检查一批葡萄糖中的氯化物，并判断是否达到质量标准要求
任务描述	查阅药典经讨论并制定葡萄糖中氯化物的检查方案，依据标准进行检查并判断结果
目标要求	1. 掌握葡萄糖中氯化物的检查方法及原理 2. 及时记录，正确判断结果，写出检验报告

三、相关知识

质量标准规定：取葡萄糖 0.60g，依《中国药典》检查，与标准氯化钠溶液 6.0ml 制成的对照液比较，不得更深（0.01%）。

1. 配制供试品溶液

称取葡萄糖 0.60g，加水溶解使成约 25ml，再加稀硝酸 10ml，置于 50ml 的纳氏比色管中，加水稀释至约 40ml，再加入硝酸银试液 1.0ml，用水稀释至 50ml，摇匀，在暗处放置 5min。

2. 配制对照溶液

取标准氯化钠溶液 6.0ml 置于另一支 50ml 的纳氏比色管中，加稀硝酸 10ml，加水稀释至约40ml，再加入硝酸银试液1.0ml，用水稀释至50ml，摇匀，在暗处放置5min。

3. 比浊

黑色背景，自上而下比较供试品溶液和对照溶液的浑浊情况。

4. 提交技能考核报告单

要求：按《中国药典》（2015版）规定，操作规范、独立完成氯化物杂质检查的任务。

四、项目实施

1. 仪器设备

纳氏比色管（50ml）2支、容量瓶、洗耳球、量筒、吸量管（10ml）、烧杯、玻璃棒、称量纸、电子天平、药匙、洗瓶、胶头滴管、滤纸等。

2. 试药试剂

葡萄糖、标准氯化钠贮备液、硝酸银试液、稀硝酸、纯化水等。

3. 实施过程

（1）检查并洗涤烧杯、容量瓶、吸量管、纳氏比色管、胶头滴管、玻璃棒、量筒。

（2）制备标准氯化钠溶液，精密量取标准氯化钠贮备液10ml，置100ml量瓶中，加水稀释至刻度，摇匀。

（3）称取葡萄糖0.60g，加水溶解使成约25ml，再加稀硝酸10ml，置于50ml的纳氏比色管中，加水稀释至约40ml，再加入硝酸银试液1.0ml，用水稀释至50ml，摇匀，在暗处放置5min。

（4）取标准氯化钠溶液6.0ml置于另一支50ml的纳氏比色管中，加稀硝酸10ml，加水稀释至约40ml，再加入硝酸银试液1.0ml，用水稀释至50ml，摇匀，在暗处放置5min。

（5）比较供试品溶液和对照溶液的浑浊程度，并记录结果。

五、结果记录

样品名称：　　　　　规格：　　　　批号：　　　　生产厂家：

浑浊程度：供试品溶液　　　　　　对照品溶液

计算：

氯化物限量

结论：_____规定

六、实训报告

样品名称：		规格：	批号：	生产厂家：

检验项目	标准规定	检验结果（及单项结论）

结论：

七、考核评价

表6-1　葡萄糖中氯化物的检查考核评分表（考核时间40min）

考核内容	分值	评分细则	实得分
职业素养与操作规范（20分）	5	工作服穿着规范、双手洁净，不染指甲，不留长指甲、不披发。不合要求，每处扣2分，扣完为止	
	5	清查给定的试剂、仪器等。不合要求，每处扣2分，扣完为止	
	5	爱护仪器，不浪费试剂，及时记录实验数据。不合要求，每处扣2分，扣完为止	
	5	操作完毕后将仪器、试剂等清理复位。不合要求，每处扣2分，扣完为止	
技能(80分)	6	清洗玻璃仪器。操作过程中，每错1处扣2分，扣完为止	
	9	配制标准氯化钠溶液得9分	
	8	称取葡萄糖供试品。称量操作不规范酌情扣1~4分，结果不准确酌情扣1~4分	
	3	转移样品得3分。操作不规范，酌情扣1~3分	
	3	溶解样品得3分。操作不规范，酌情扣1~3分	
	8	纳氏比色管中加入稀硝酸、水、硝酸银等试剂得8分。操作不规范，酌情扣1~8分	
	5	移取氯化钠标准液5分。吸量管操作不规范，酌情扣1~5分	
	8	对照品中加入稀硝酸、水、硝酸银等试剂得8分。操作不规范，酌情扣1~8分	
	5	操作连贯，得5分。根据熟练程度，酌情扣1~5分	
	15	对比浑浊度，检查结果符合要求，结论正确得15分	
	10	在规定时间内完成任务得10分。每超时1min扣1分，扣完为止	
合计			

八、观察与思考

1. 简述标准氯化钠溶液的配制方法？

2. 移取标准氯化钠溶液的吸量管外壁是否需要擦干？

任务 2　葡萄糖中铁盐的检查

一、任务背景

在药物分析工作中，杂质检查项目是药物质量分析中最主要的内容之一，铁盐属于一般杂质检查项目，药物中微量铁盐的存在可能会加速药物的氧化和分解，导致药物变质。

二、任务书

学生角色	检验员
工作任务	检查葡萄糖中铁盐
项目情景	化验室小红接到主任任务，检查一批葡萄糖中的铁盐，并判断是否达到质量标准要求
任务描述	查阅药典经讨论并制定葡萄糖中铁盐的检查方案，依据标准进行检查并判断结果
目标要求	1. 掌握葡萄糖中铁盐的检查方法及原理 2. 及时记录，正确判断结果，写出检验报告

三、相关知识

质量标准规定：取葡萄糖 2.0g，依法检查（《中国药典》2015 年版四部通则），与标准铁溶液 2.0ml 用同一方法制成的对照液比较，不得更深（0.001%）。

1. 供试品溶液的配制

取葡萄糖 2.0g，加水 18ml 溶解后，加硝酸 3 滴，缓慢煮沸 5min，放冷，置于 50ml 的纳氏比色管中，加水稀释至约 45ml，再加入 30% 的硫氰酸铵溶液 3ml，用水稀释至 50ml，摇匀。

2. 对照溶液的配制

取标准铁溶液 2.0ml，加水 18ml 溶解后，再加硝酸 3 滴，缓慢煮沸 5 min，放冷，置于另一支 50ml 的纳氏比色管中，加水稀释至约 45ml，再加入 30% 的硫氰酸铵溶液 3ml，用水稀释至 50ml，摇匀。

3. 比色

白色背景，自上而下比较供试品溶液和对照溶液的颜色深浅。

4. 提交技能考核报告单

要求：按《中国药典》（2015 版）规定，操作规范、独立完成铁盐杂质检查的任务。

四、项目实施

1. 仪器设备

纳氏比色管（50ml）2支、电炉、石棉网、吸量管（2ml、10ml）、洗耳球、容量瓶（100ml）、量筒、小烧杯、研钵、玻璃棒、称量纸、药匙、洗瓶、胶头滴管、电子天平（万分之一）等。

2. 试药试剂

葡萄糖、标准铁贮备液、硝酸、30%硫氰酸铵溶液、纯化水等。

3. 实施过程

（1）检查并洗涤烧杯、容量瓶、吸量管、纳氏比色管、胶头滴管、玻璃棒、量筒等。

（2）配制标准硫酸铁铵溶液，精密量取标准铁贮备液10ml，置100ml量瓶中，加水稀释至刻度，摇匀。

（3）取葡萄糖2.0g，置小烧杯中，加水20ml溶解后，加硝酸3滴，缓慢煮沸5min，放冷，置于50ml的纳氏比色管中，用水洗涤烧杯，洗液并入比色管中，再加水稀释至约45ml，再加入30%的硫氰酸铵溶液3ml，用水稀释至50ml，摇匀。

（4）取标准铁溶液2.0ml，置小烧杯中，加水18ml溶解后，再加硝酸3滴，缓慢煮沸5 min，放冷，置于另一支50ml的纳氏比色管中，用水洗涤烧杯，洗液并入比色管中，再加水稀释至约45ml，再加入30%的硫氰酸铵溶液3ml，用水稀释至50ml，摇匀。

（5）比较供试品溶液和对照溶液的颜色深浅，并记录结果。

五、结果记录

样品名称：　　　　　　规格：　　　　　批号：　　　　　生产厂家：

颜色深浅：供试品溶液　　　　　　　对照品溶液

结论：＿＿＿＿＿＿规定

六、实训报告

样品名称：　　　　规格：　　　批号：　　　　生产厂家：

检验项目	标准规定	检验结果（及单项结论）

结论：

七、考核评价

表6-2　葡萄糖中铁盐的检查考核评分表（考核时间40min）

考核内容	分值	评分细则	实得分
职业素养与操作规范（20分）	5	工作服穿着规范、双手洁净，不染指甲，不留长指甲、不披发。不合要求，每处扣2分，扣完为止	
	5	清查给定的试剂、仪器等。不合要求，每处扣2分，扣完为止	
	5	爱护仪器，不浪费试剂，及时记录实验数据。不合要求，每处扣2分，扣完为止	
	5	操作完毕后将仪器、试剂等清理复位。不合要求，每处扣2分，扣完为止	
技能（80分）	6	清洗玻璃仪器。操作过程中，每错1处扣2分，扣完为止	
	9	配制标准硫酸铁铵溶液得9分	
	8	称取葡萄糖供试品。称量操作不规范酌情扣1～4分，结果不准确酌情扣1～4分	
	3	转移样品得3分。操作不规范，酌情扣1～3分	
	3	溶解样品得3分。操作不规范，酌情扣1～3分	
	2	加入硝酸、煮沸，放冷得2分	
	6	纳氏比色管中加水、硫氰酸铵等试剂得6分。操作不规范，酌情扣1～6分	
	5	移取标准铁溶液5分。吸量管操作不规范，酌情扣1～5分	
	2	对照品中加入硝酸煮沸、放冷得2分。操作不规范，酌情扣1～2分	
	6	对照品中加入水、30%的硫氰酸铵等试剂得6分。操作不规范，酌情扣1～6分	
	5	操作连贯，得5分。根据熟练程度，酌情扣1～5分	
	15	对比颜色深浅，检查结果符合要求，结论正确得15分	
	10	在规定时间内完成任务得10分，每超时1分钟扣1分，扣完为止	
合计			

八、观察与思考

1. 如何配制标准铁溶液？

2. 30%的硫氰酸铵溶液在实验中可以不加吗？为什么？

3. 供试品溶液和对照溶液所呈现的色调不一致的时候，如何处理？

项目七 特殊杂质检查

任务1 葡萄糖中亚硫酸盐与可溶性淀粉的检查

一、任务背景

在葡萄糖杂质检查项目中，亚硫酸盐与可溶性淀粉是属于特殊杂质检查项目，在制备葡萄糖的过程中使用的酸可能引入亚硫酸盐，可溶性淀粉则是制备过程中产生的中间体。

二、任务书

学生角色	检验员
工作任务	检查葡萄糖中亚硫酸盐与可溶性淀粉
项目情景	化验室黎明接到主任任务，检查一批葡萄糖中的亚硫酸盐与可溶性淀粉，并判断是否符合限度要求
任务描述	查阅药典经讨论并制定葡萄糖中亚硫酸盐与可溶性淀粉的检查方案，依据标准进行检查并判断结果
目标要求	1. 掌握亚硫酸盐与可溶性淀粉杂质检查的方法 2. 正确记录结果，填写检验报告

三、相关知识

质量标准规定：取葡萄糖1.0g，加水25ml溶解后，加碘试液1滴，应即显黄色。

1.配制供试品溶液

取葡萄糖1.0g，加水25ml溶解。

2.配制碘试液

取碘13.0g，加碘化钾36g与水50ml溶解后，加盐酸3滴与水适量使成1000ml，摇匀，用垂熔玻璃滤器滤过。

3.观察显色情况并记录结果

向供试品溶液中加碘试液1滴，应即显黄色。

4.提交技能考核报告单

要求：按《中国药典》（2015版）规定，操作规范、独立完成亚硫酸盐与可溶性淀粉杂质检查的任务。

四、项目实施

1. 仪器设备

纳氏比色管（50ml）、电子天平、玻璃棒、称量纸、量筒（50ml）、药匙、洗瓶、胶头滴管、容量瓶、垂熔玻璃滤器等。

2. 试剂试药

葡萄糖、碘、碘化钾、盐酸、纯化水等。

3. 实施过程

（1）容量瓶检漏。检查并洗涤烧杯、吸量管、胶头滴管、玻璃棒、量筒、容量瓶。

（2）配制碘试液。

（3）配制供试品溶液。

（4）观察显色情况并记录结果。

五、结果记录

样品名称：　　　　　规格：　　　　批号：　　　　生产厂家：

取葡萄糖1.0g，加水25ml溶解后，加碘试液1滴，呈现的颜色：

结论：＿＿＿＿＿＿规定

六、实训报告

样品名称：　　　　规格：　　　　批号：　　　　生产厂家：

检验项目	标准规定	检验结果（及单项结论）

结论：

七、观察与思考

1. 检查亚硫酸盐与可溶性淀粉的时候，在什么情况下会显蓝色？

2. 检查亚硫酸盐与可溶性淀粉的时候，加入的碘液褪色的原因是什么呢？

任务2　葡萄糖中蛋白质的检查

一、任务背景

蛋白质为两性物质，在酸性环境中带正电荷，而磺基水杨酸根带负电荷，两者结合产生沉淀。

二、任务书

学生角色	检验员
工作任务	检查葡萄糖中的蛋白质
项目情景	化验室主任考核实习生小杨，要求独立检查一批葡萄糖中的蛋白质，并判断是否符合限度要求
任务描述	以个人为单位，查阅药典，制定葡萄糖中蛋白质的检查方案。清点仪器并洗涤，规范熟练配制磺基水杨酸溶液和供试品溶液，进行检查，并判断结果
目标要求	1. 掌握葡萄糖蛋白质检查的方法 2. 准确观察实验现象及记录结果

三、相关知识

质量标准规定：取葡萄糖样品1.0g，加水10ml溶解后，加已配制的磺基水杨酸溶液3ml，不得有沉淀。

1.磺基水杨酸溶液（1→5）的配制

取磺基水杨酸2.0g，加水溶解使成10ml。

2.供试品溶液的配制

电子天平称取葡萄糖样品，纯化水溶解。

3.观察实验结果

是不是有白色沉淀。

4.提交技能考核报告单

要求：按《中国药典》（2015版）规定，操作规范、独立完成葡萄糖中蛋白质检查的任务。

四、项目实施

1.仪器设备

量筒、烧杯、玻璃棒、称量纸、药匙、纳氏比色管、洗瓶、胶头滴管、电子天平等。

2. 试药试剂

葡萄糖、磺基水杨酸、纯化水等。

3. 实施过程

（1）检查并洗涤烧杯、胶头滴管、玻璃棒、量筒。

（2）配制磺基水杨酸溶液（1→5）。

（3）配制供试品溶液。

（4）滴加磺基水杨酸溶液（1→5）3 ml 至供试品溶液。

（5）观察实验现象，并记录结果。

五、结果记录

样品名称：　　　　规格：　　　　批号：　　　　生产厂家：

有无白色沉淀：

结论：＿＿＿＿＿＿规定

六、实训报告

样品名称：　　　　规格：　　　　批号：　　　　生产厂家：

检验项目	标准规定	检验结果（及单项结论）

结论：

七、考核评价

表 7-1　葡萄糖中蛋白质的检查考核评分表（考核时间 40min）

考核内容	分值	评分细则	实得分
职业素养与操作规范（20分）	5	工作服穿着规范、双手洁净，不染指甲，不留长指甲、不披发。不合要求，每处扣 2 分，扣完为止	
	5	清查给定的试剂、仪器等。不合要求，每处扣 2 分，扣完为止	
	5	爱护仪器，不浪费试剂，及时记录实验数据。不合要求，每处扣 2 分，扣完为止	
	5	操作完毕后将仪器、试剂等清理复位。不合要求，每处扣 2 分，扣完为止	
技能（80分）	6	清洗玻璃仪器。不合要求，每处扣 2 分，扣完为止	
	9	称取磺基水杨酸得 9 分。称量操作不规范酌情扣 1～4 分，结果不准确酌情扣 1～5 分	

续表

考核内容	分值	评分细则	实得分
技能 （80分）	6	量取10ml水得6分。操作不规范，酌情扣1~6分	
	3	溶解磺基水杨酸得3分。操作不规范，酌情扣1~3分	
	9	称取葡萄糖得9分。称量操作不规范酌情扣1~4分，结果不准确酌情扣1~5分	
	6	量取10ml水得6分。操作不规范，酌情扣1~6分	
	5	溶解葡萄糖得5分。操作不规范，酌情扣1~5分	
	6	葡萄糖溶液中加入磺基水杨酸3ml得6分。操作不规范，酌情扣1~6分	
	5	操作连贯，得5分。根据熟练程度，酌情扣1~5分	
	15	检查结果符合要求，结论正确得15分	
	10	在规定时间内完成任务得10分。每超时1分钟扣1分，扣完为止	
合计			

八、观察与思考

1. 蛋白质变性沉淀的条件有哪些？

2. 葡萄糖中蛋白质的检查属于杂质检查的哪种方法？

任务3　肾上腺素中酮体的检查

一、任务背景

肾上腺素能激动 α、β 受体，产生强烈快速而短暂的 α 和 β 型激动效应。临床主要用于心搏骤停、支气管哮喘、过敏性休克，也可治疗鼻黏膜或齿龈出血。肾上腺素在生产过程中均由酮体氢化还原制得，氢化不完全，易引入酮体杂质，所以药典规定要检查酮体。

二、任务书

学生角色	检验员
工作任务	检查肾上腺素中酮体
项目情景	化验室小红接到主任任务，检查一批肾上腺素中的酮体，并判断是否达到质量标准要求
任务描述	查阅药典经讨论并制定肾上腺素中酮体的检查方案，依据标准进行检查并判断结果
目标要求	1.掌握肾上腺素中酮体的检查方法 2.正确读数，及时记录，写出报告

三、相关知识

质量标准规定：精密称定肾上腺素，加盐酸溶液（9→2000）制成每 1ml 中含 2.0mg 的样品溶液 50ml。照紫外 – 可见分光光度法（通则 0401），在 310nm 的波长处测定，吸光度不得超过 0.05。

1. 取样

此处的取样量没有直接给出，需要根据已知的样品溶液浓度及已有的实验条件计算，确定取样量。

2. 供试品溶液配制

根据取样量可在烧杯里面先溶解，再用玻璃棒转移到容量瓶中，也可溶解以后再经过稀释得到供试品溶液。

3. 杂质检查方法

比较法。

4. 提交技能考核报告单

要求：按《中国药典》规定，操作规范、独立完成肾上腺素中酮体检查的任务。

四、项目实施

1. 仪器设备

电子天平、紫外 – 可见分光光度计、容量瓶、吸量管、洗耳球、量筒、烧杯、玻璃棒、称量纸、药匙、洗瓶、胶头滴管等。

2. 试药试剂

肾上腺素、盐酸溶液（9→2000）、纯化水等。

3. 实施过程

（1）容量瓶检漏。洗涤烧杯、吸量管、容量瓶、胶头滴管、玻璃棒、量筒等。

（2）精密称定已经确定取样量的供试品肾上腺素。

（3）溶解，稀释供试品至规定浓度。

（4）测定供试品溶液在 310nm 波长处的吸光度。

五、结果记录

样品名称：　　　　　规格：　　　　批号：　　　　生产厂家：

电子天平型号：

样品重：　　　　　　　　配制体积：

规定：吸光度不得超过 0.05

紫外 – 可见分光光度计型号：　　　　　　测定波长处：

样品吸光度 A ＝

结论：_____规定

六、实训报告

| 检品名称： | 规格： | 批号： | 生产厂家： |

检验项目	标准规定	检验结果（及单项结论）

结论：

七、考核评价

表 7-2 肾上腺素中酮体的检查考核评分表（考核时间 40min）

考核内容	分值	评分细则	实得分
职业素养与操作规范（20分）	5	工作服穿着规范、双手洁净，不染指甲，不留长指甲、不披发。不合要求，每处扣2分，扣完为止	
	5	清查给定的试剂、仪器等。不合要求，每处扣2分，扣完为止	
	5	爱护仪器，不浪费试剂，及时记录实验数据。不合要求，每处扣2分，扣完为止	
	5	操作完毕后将仪器、试剂等清理复位。不合要求，每处扣2分，扣完为止	
技能（80分）	6	清洗玻璃仪器，容量瓶检漏6分。操作过程中，每错1处扣2分，扣完为止	
	9	称取肾上腺素原料药得9分。称量操作不规范酌情扣1～4分，结果不准确酌情扣1～4分	
	4	溶解样品得4分。操作不规范，酌情扣1～4分	
	4	转移至容量瓶得4分。操作不规范，酌情扣1～4分	
	4	定容得4分。操作不规范，酌情扣1～4分	
	9	开机、预热、关机得9分。每项操作不规范，酌情扣1～3分	
	5	润洗石英比色皿得5分，装液。拿比色皿的位置不对，酌情扣1～2分。装液的量过多过少，酌情扣1～2分。未擦拭，擦拭的方式不对，酌情扣1～2分。扣完为止	
	9	设置参数，检测样品得9分。根据熟练程度，酌情扣1～9分	
	5	操作连贯，得5分。根据熟练程度，酌情扣1～5分	
	15	检查结果符合要求，结论正确得15分	
	10	在规定时间内完成任务得10分。每超时1min扣1分，扣完为止	
合计			

八、观察与思考

1. 肾上腺素在310nm的波长处有紫外可见光区的吸收吗？为什么？

2. 如果测定的吸光度为0.046，你能计算出酮体在供试品中的含量吗？

模块四　药物剂型检查

项目八　药物中水分的测定

任务1　散剂中水分的测定

一、任务背景

散剂是指原料药物或与适宜的辅料经粉碎、均匀混合制成的干燥粉末状制剂，是固体剂型中分散程度最大的制剂，药物的粒径小，比表面积大，易受吸湿性、不稳定性等方面的影响，这就要求散剂必须干燥，要进行水分的测定。

二、任务书

学生角色	检验员
工作任务	用DHS水分测定仪测定散剂的水分
项目情景	检查调整天平水平，校准仪器，开机预热后测定散剂的水分
任务描述	能按规范要求，用DHS水分测定仪进行散剂水分测定，并在规定时间能完成任务
目标要求	1.掌握用DHS水分测定仪进行散剂水分测定的方法 2.正确读数，及时记录并判断结果

三、相关知识

《中国药典》（2015年版）散剂的水分测定方法，烘干法：取供试品2~5g，平铺于干燥至恒重的扁形称量瓶中，厚度不超过5mm，疏松供试品不超过10mm，精密称定，开启瓶盖在100~105℃干燥5h，将瓶盖盖好，移置干燥器中，放冷30min，精密称定，再在上述温度干燥1h，放冷，称重，至连续两次称重的差异不超过5mg为止。根据减失的重量，计算供试品中含水量（％）。

本法适用于不含或少含挥发性成分的药品。

技能抽查标准规定的方法：利用烘干称量法的原理，使用DHS水分测定仪，测定市售或自制散剂在105℃，10min时的含水量，并按照《中国药典》（2015版）有关规定正确判断制剂中水分是否符合规定。

四、项目实施

1. 仪器设备

DHS水分测定仪、电子天平、药匙、烧杯，拖把，抹布等。

2. 试药试剂

市售或自制散剂。

3. 实施过程

（1）检查与调整DHS水分测定仪水平。

（2）称重校正并去皮。

（3）按（C/∧）键。

（4）用镊子拿标准砝码校准。

（5）预热5min。

（6）打开上盖冷却。

（7）设置温度。

（8）装药品，将药品平铺于托盘内。

（9）加热，读取含水量。

（10）数据处理，并判断结果。

五、数据记录与处理

样品名称：　　　　　规格：　　　批号：　　　　生产厂家：

样品重：　　　　　　干燥后样品重：

水分%=

结论：_____规定

六、考核评价

表8-1 散剂中水分测定的考核评分表（考核时间20min）

考核内容	分值	评分细则	实得分
职业素养与操作规范（20分）	5	工作服穿着规范、双手洁净，不染指甲，不留长指甲、不披发得5分。不合要求，每处扣2分，扣完为止	
	5	清查给定的试剂、仪器等得5分。不合要求，每处扣2分，扣完为止	
	5	爱护仪器，不浪费试剂，及时记录实验数据得5分。不合要求，每处扣2分，扣完为止	
	5	操作完毕后将仪器、试剂等清理复位得5分。不合要求，每处扣2分，扣完为止	
技能（80分）	5	DHS水分测定仪水平检查与调整：观察设备水平泡是否在中心位置，如果不在中心位调节水平脚得5分，在中心位置可不调。不合要求，每处扣2分，扣完为止	
	15	DHS水分测定仪称重校正操作：去皮操作得5分	
		按（C/∧）键，出现相应显示后松手得5分；操作过程中不合要求，每处扣2分，扣完为止	
		用镊子拿标准砝码校准得5分。不合要求，每处扣2分，扣完为止	
	5	预热操作（时间只设定5min）：设定相应温度与时间正确得5分。不合要求，每处扣2分，扣完为止	
	10	测定时间设定：打开上盖冷却得5分	
		重新设置温度正确者得5分。不合要求，每处扣2分，扣完为止	
	20	装入药品：药品取量范围正确得10分	
		去皮操作得5分。不合要求，每处扣2分，扣完为止	
		平铺者得5分。不合要求，每处扣2分，扣完为止	
	20	加热读数：读出含水量得5分	
		写出公式得5分	
		判断市售或自制散剂含水量是否合格得10分。不合要求，每处扣2分，扣完为止	
	5	关机：加热结束立即关机得5分。不合要求，扣2分	
合计			

七、观察与思考

1. 在水分测定的时候为什么样品要平铺于容器内？

2. 除了烘干法，还有哪些方法可以用于水分的测定？

任务2　蜜丸中水分的测定

一、任务背景

蜜丸是一种或多种药物细粉与经炼制过的蜂蜜混合而制成的球形内服固体制剂。

二、任务书

学生角色	检验员
工作任务	用DHS水分测定仪测定蜜丸的水分
项目情景	检查调整天平水平，校准仪器，开机预热后测定蜜丸的水分
任务描述	按规范要求，用DHS水分测定仪进行蜜丸水分测定，并在规定时间完成任务
目标要求	1. 掌握用DHS水分测定仪进行蜜丸水分测定的方法 2. 正确读数，及时记录并报告结果

三、相关知识

《中国药典》（2015年版）蜜丸的水分测定方法，烘干法：取供试品2 ~ 5g，平铺于干燥至恒重的扁形称量瓶中，厚度不超过5mm，疏松供试品不超过10mm，精密称定，开启瓶盖在100 ~ 105℃干燥5h，将瓶盖盖好，移置干燥器中，放冷30min，精密称定，再在上述温度干燥1h，放冷，称重，至连续两次称重的差异不超过5mg为止。根据减失的重量，计算供试品中含水量（%）。

本法适用于不含或少含挥发性成分的药品。

技能抽查标准规定的方法：利用烘干称量法的原理，使用DHS水分测定仪，测定市售或自制浓缩蜜丸在105℃，10min 时的含水量，并按照《中国药典》（2015版）有关规定正确判断制剂中水分是否符合规定。

四、项目实施

1. 仪器设备

DHS水分测定仪、电子天平、药匙、烧杯、拖把、抹布等。

2. 试药试剂

市售或自制蜜丸。

3. 实施过程

（1）检查与调整DHS水分测定仪水平。

（2）称重校正并去皮。

（3）按（C/∧）键。

（4）用镊子拿标准砝码校准。

（5）预热5min。

（6）打开上盖冷却。

（7）设置温度。

（8）装药品，将药品平铺于托盘内。

（9）加热，读取含水量。

（10）数据处理，并判断结果。

五、数据记录与处理

样品名称：   规格：   批号：   生产厂家：

规定：蜜丸和浓缩蜜丸含水量不得过15.0%。

样品重：   干燥后样品重：

水分%=

结论：_____规定

六、考核评价

表8-2 蜜丸水分测定考核评分表（考核时间20min）

考核内容	分值	评分细则	实得分
职业素养与操作规范（20分）	5	工作服穿着规范、双手洁净，不染指甲，不留长指甲、不披发得5分。不合要求，每处扣2分，扣完为止	
	5	清查给定的试剂、仪器等得5分。不合要求，每处扣2分，扣完为止	
	5	爱护仪器，不浪费试剂，及时记录实验数据得5分。不合要求，每处扣2分，扣完为止	
	5	操作完毕后将仪器、试剂等清理复位得5分。不合要求，每处扣2分，扣完为止	
技能（80分）	5	DHS水分测定仪水平检查与调整：观察设备水平泡是否在中心位置，如果不在中心位调节水平脚得5分，在中心位置可不调。不合要求，每处扣2分，扣完为止	
	15	DHS水分测定仪称重校正操作：去皮操作得5分 按（C/∧）键，出现相应显示后松手得5分。操作过程中不合要求，每处扣2分，扣完为止	

续表

考核内容	分值	评分细则	实得分
技能 （80分）	5	用镊子拿标准砝码校准得5分。不合要求，每处扣2分，扣完为止	
		预热操作（时间只设定5min）：设定相应温度与时间正确得5分。不合要求，每处扣2分，扣完为止	
	10	测定时间设定：打开上盖冷却得5分	
		重新设置温度正确者得5分。不合要求，每处扣2分，扣完为止	
	20	装入药品：药品取量范围正确得10分	
		去皮操作得5分；不合要求，每处扣2分，扣完为止	
		平铺者得5分。不合要求，每处扣2分，扣完为止	
	20	加热读数：读出含水量得5分	
		写出公式得5分	
		判断市售或自制浓缩蜜丸含水量是否合格得10分。不合要求，每处扣2分，扣完为止	
	5	关机：加热结束立即关机得5分。不合要求，扣2分	
合计			

七、观察与思考

1. 烘干法影响水分测定结果准确性的因素？

2. 挥发性物质的水分测定能用烘干法测定水分吗？为什么？

项目九　重量（装量）差异检查

任务1　复方碳酸氢钠胶囊装量差异检查

一、任务背景

在生产过程中，由于空胶囊容积、粉末的流动性以及工艺、设备等原因，可引起胶囊剂内容物装量的差异。本项检查的目的在于控制各粒装量的一致性，保证用药剂量的准确。凡检查含量均匀度的胶囊剂，不再进行装量差异检查。

二、任务书

学生角色	检验员
工作任务	检查复方碳酸氢钠胶囊装量差异
项目情景	调节天平水平，分别称取每粒胶囊的重量，倾出每粒中的内容物，清理干净囊壳以后，分别称取每个囊壳的重量
任务描述	以小组为单位，调节天平后分别称重，能熟练进行数据处理并进行结果判断
目标要求	1. 掌握胶囊剂装量差异检查的方法 2. 正确读数，及时记录，并进行数据处理和结果判断

三、相关知识

检查法除另有规定外，取供试品20粒（中药取10粒），分别精密称定重量，倾出内容物（不得损失囊壳），硬胶囊囊壳用小刷或其他适宜的用具拭净；软胶囊或内容物为半固体或液体的硬胶囊囊壳用乙醚等易挥发性溶剂洗净，置通风处使溶剂挥尽，再分别精密称定囊壳重量，求出每粒内容物的装量与平均装量。每粒装量与平均装量相比较（有标示装量的胶囊剂，每粒装量应与标示装量比较），超出装量差异限度的不得多于2粒，并不得有1粒超出限度1倍。

药典规定：平均装量或标示装量为0.30g以下，装量差异限度为 ±10%；平均装量或标示装量为0.30g及0.30g以上，装量差异限度为 ±7.5%（中药 ±10%）。

四、项目实施

1. 仪器设备

千分之一电子天平、药匙、烧杯、称量纸、刷子、拖把、抹布等。

2. 试剂试药

复方碳酸氢钠胶囊。

3. 实施过程

（1）取硬胶囊20粒。

（2）天平检查、清洁及调零。

（3）称量每粒胶囊的重量并进行编号，并记录。

（4）倾出胶囊里的内容物，用刷子将胶囊壳刷干净。

（5）分别称量已编号的胶囊壳的重量并记录。

（6）计算并判断结果。

五、数据记录与处理

编号＼内容	每粒重量	囊壳重量	每粒装量	装量差异	是否合格
1					
2					
3					
4					
5					
6					
7					
8					
9					
10					
11					
12					
13					
14					
15					
16					
17					
18					
19					
20					

六、考核评价

表9-1　复方碳酸氢钠胶囊装量差异检查考核评分表（考核时间20min）

考核内容	分值	评分细则	实得分
职业素养与操作规范（20分）	5	工作服穿着规范、双手洁净，不染指甲，不留长指甲、不披发得 5 分。不合要求，每处扣2分，扣完为止	
	5	清查给定的试剂、仪器等得5分。不合要求，每处扣2分，扣完为止	
	5	爱护仪器，不浪费试剂，及时记录实验数据得 5 分。不合要求，每处扣2分，扣完为止	
	5	操作完毕后将仪器、试剂等清理复位得5分。不合要求，每处扣2分，扣完为止	

续表

考核内容		分值	评分细则	实得分
作品（80分）	检测前准备	5	称量设备的选用和检查正确得5分。不正确，酌情扣1～5分	
		5	使用器具进行清洁得5分。未清洁，酌情扣1～3分。清洁不彻底，酌情扣1～2分	
	胶囊重量差异检查	5	硬胶囊剂的取样正确：取硬胶囊20粒，得5分。取样不正确，酌情扣1～5分	
		2	天平的调零处理正确得2分。不正确，酌情扣1～2分	
		3	称量纸放入得3分。未放入扣3分	
		20	分别称量20粒重量并编号得10分。称量不正确，酌情扣1～5分，未编号扣5分	
			将胶囊里的内容物倒出，使用刷子将胶囊壳刷干净得10分。不符合规范要求，每处扣2分，扣完为止	
		10	分别称量已编号囊壳重量得10分。不符合规范要求，每处扣2分，扣完为止	
		10	称量操作符合规范得5分。不符合规范要求，每处扣2分，扣完为止	
			结果判断：每粒装量＝每粒重量－每粒囊壳重量，求其平均装量计算正确得5分。不正确，酌情扣1～5分	
		5	装量差异限度标准正确得5分。不正确，全扣	
		5	（每粒装量－平均装量）/平均装量×100%计算正确得5分。不正确，酌情扣1～5分	
		10	判断是否符合装量差异，结果判断正确得10分（结果与胶囊剂的平均装量差异限度表比较，超出差异限度的不得多于2粒，并不得有1粒超出限度1倍）。不正确，全扣	
合计				

七、观察与思考

1. 软胶囊装量差异检查方法和硬胶囊的装量差异检查方法有哪些不同之处？

2. 简述电子天平的调零过程？

任务2　异烟肼片重量差异检查

一、任务背景

在片剂生产中，由于颗粒的均匀度和流动性，以及工艺、设备和管理等原因，都会引起片剂重量差异。重量差异检查的目的在于控制各片重量的一致性，保证用药剂量的准确。凡规定检查含量均匀度的片剂，一般不再进行重量差异检查。

二、任务书

学生角色	检验员
工作任务	检查异烟肼片重量差异
项目情景	称取20片异烟肼片的总重量，再分别称取每片的重量
任务描述	以小组为单位，选用合适的称量设备，清洁以后，分别进行检查异烟肼片重量差异，并判断结果
目标要求	1.掌握异烟肼片重量差异检查的方法 2.正确读数，及时记录，数据处理和结果判断准确

三、相关知识

取供试品20片，精密称定总重量，求得平均片重后，再分别精密称定每片的重量，每片重量与平均片重比较（凡无含量测定的片剂或有标示片重的中药片剂，每片重量应与标示片重比较），药典规定，超出重量差异限度的不得多于2片，并不得有1片超出限度1倍。

药典规定：平均装量或标示装量为0.30g以下，装量差异限度为±7.5%；平均装量或标示装量为0.30g及0.30g以上，装量差异限度为±5%。

四、项目实施

1.仪器设备

千分之一电子天平、药匙，称量纸，烧杯，抹布，刷子，拖把等。

2.试药试剂

异烟肼片。

3.实施过程

（1）检查选用的称量设备。

（2）清洁电子天平。

（3）取异烟肼片20片。

（4）天平调零。

（5）放入称量纸，称取20片异烟肼片的总重量，并记录，计算平均片重。

（6）分别称取每片异烟肼片的重量，计算重量差异。

（7）结果判断。

五、数据记录与处理

编号 \ 内容	每片重量	重量差异	总重量	平均片重	是否合格
1					
2					
3					
4					
5					
6					
7					
8					
9					
10					
11					
12					
13					
14					
15					
16					
17					
18					
19					
20					

六、考核评价

表9-2 异烟肼片重量差异检查考核评分表（考核时间20min）

考核内容	分值	评分细则	实得分
职业素养与操作规范（20分）	5	工作服穿着规范、双手洁净，不染指甲，不留长指甲、不披发得5分。不合要求，每处扣2分，扣完为止	
	5	清查给定的试剂、仪器等得5分。不合要求，每处扣2分，扣完为止	
	5	爱护仪器，不浪费试剂，及时记录实验数据得5分。不合要求，每处扣2分，扣完为止	
	5	操作完毕后将仪器、试剂等清理复位得5分。不合要求，每处扣2分，扣完为止	

续表

考核内容		分值	评分细则	实得分
作品（80分）	检测前准备	5	称量设备的选用和检查正确得5分。不正确，酌情扣1~5分	
		5	使用器具进行清洁得5分。未清洁，酌情扣1~3分。清洁不彻底，酌情扣1~2分	
	片剂重量差异检查	5	普通片剂的取样正确：取普通片20片得5分。取样不正确，酌情扣1~5分	
		2	天平的调零处理正确得2分。不正确，酌情扣1~2分	
		3	称量纸放入得3分。未放入扣3分	
		20	称量过程符合规范：先称20片总重量，求得平均片重10分。称量不正确，酌情扣1~5分。平均片重计算不正确，酌情扣1~5分	
			称定每片重量得10分。称量不正确，酌情扣1~5分。记录不及时，酌情扣1~5分	
		10	称量操作符合规范得10分。不合要求，每处扣2分，扣完为止	
		20	结果判断：（每片重量－平均片重）/平均片重×100%，正确列出公式得10分。公式错误，全扣	
			将原始数据代入公式，并计算正确得10分。代入数据不正确，酌情扣1~5分。计算结果不正确，酌情扣1~5分	
		10	判断是否符合重量差异，正确判断得10分（结果与片剂的重量差异限度表比较，超出重量差异限度的不得多于2片，并不得有1片超出限度1倍）。不正确，全扣	
合计				

七、观察与思考

1. 糖衣片和单剂量的散剂需要检查重量差异吗？需要的话，请简述其检查的具体方法。

2. 为什么检查含量均匀度的片剂，一般不再进行重量差异检查？

项目十　盐酸溴己新片含量均匀度检查

一、项目背景

盐酸溴己新片是一种祛痰药，主要用于急、慢性支气管炎，支气管扩张等有多量黏痰不易咳出的症状。每片标示含量仅有8 mg，微量的药物在生产过程中容易分布不均，从而影响药效，因此，《中国药典》（2015年版）二部收载盐酸溴己新片规定检查含量均匀度以控制药品质量。

二、任务书

学生角色	检验员
工作任务	盐酸溴己新片含量均匀度检查
项目情景	接到某企业委托，对新到的一批盐酸溴己新片进行含量均匀度检查
任务描述	以小组为单位，查阅药典经讨论并制定检测方案，依据标准进行检测并判断结果
目标要求	1.熟悉盐酸溴己新片含量均匀度检查方法及结果判断 2.正确读数，及时记录并进行数据处理和结果报告

三、相关知识

含量均匀度系指小剂量或单剂量的固体制剂、半固体制剂和非均相液体制剂的每片（粒、个）含量符合标示量的程度。含量均匀度检查比重量差异检查能更好地控制每片（个）含量的均一性，保证用药剂量的准确，确保人民用药安全、有效。

1. 测定法

取本品1片，置乳钵中，研细，加乙醇适量，研磨，并用乙醇分次定量转移至50ml量瓶中，微温使盐酸溴己新溶解，用乙醇稀释至刻度，摇匀，滤过，精密量取续滤液5ml，置50ml量瓶中，用乙醇稀释至刻度，摇匀，照紫外 – 可见分光光度法（通则0401），在249mn的波长处测定吸光度，按$C_{14}H_{20}Br_2N_2 \cdot HCl$的吸收系数（$E_{1cm}^{1\%}$）为270，计算每片的含量。

2. 结果判定

按上面的方法测定10片，根据10片的测定结果，按照式（10-1）分别计算出每片以标示量为100的相对含量X，并求出其平均值（$\overline{X}$），按式（10-2）计算标准差S，以及按式（10-3）计算标示量与平均值（X）之差的绝对值A，及$A + 2.2S$、$A + S$。X、$\overline{X}$、S、A值均保留至小数点后2位；$A + 2.2S$、$A + S$、计算结果修约至小数点后1位。

$$每片含量（\%）=\frac{A \times 1\% \times V \times D}{E_{1cm}^{1\%} \times 标示量} \times 100 \qquad (10-1)$$

$$A = \left| 100 - \overline{X} \right| \qquad (10-2)$$

$$S = \sqrt{\frac{\sum (X - \overline{X})^2}{n-1}} \qquad (10-3)$$

式中，X为单剂含量；$\overline{X}$为平均含量；n为供试品片数，初试时为10。

含量差异限度为 ±15.0%。

（1）若 $A + 2.2S \leq 15.0$（含量差异限度），即判为符合规定。

（2）若 $A + S > 15.0$，即判为不符合规定。

（3）若 $A + 2.2S > 15.0$，且 $A + S \leq 15.0$，则应另取20片复试。

四、项目实施

1. 仪器设备

紫外-可见分光光度计，容量瓶（50ml），刻度吸管（5ml），洗耳球、胶头滴管、恒温水浴锅，量筒，研钵，漏斗和滤纸等。

2. 试药试剂

盐酸溴己新片、乙醇等。

3. 实施过程

（1）紫外-可见分光光度计开机预热。

（2）检查洗涤容量瓶、刻度吸管、烧杯、胶头滴管等备用。

（3）测定法　取本品10片，分别置乳钵中，研细，分别加乙醇适量，研磨，分别用乙醇分次定量转移至50ml量瓶中，微温使盐酸溴己新溶解，分别用乙醇稀释至刻度，摇匀，滤过，分别用乙醇定量稀释10倍，照紫外-可见分光光度法（通则0401），在249mn的波长处测定吸光度，按 $C_{14}H_{20}Br_2N_2 \cdot HCl$ 的吸收系数（$E_{1cm}^{1\%}$）为270计算每片的含量。

（4）按要求将试剂、仪器等清理复位。

五、数据记录及处理

样品名称：　　　　　　规格：　　　　　批号：　　　　　生产厂家：

紫外分光光度计型号：

规定：$A + 2.2S \leq 15.0$

依据：《中国药典》 2015年版二部1108页，通则0941

初配溶液体积 $V=$

稀释次数：　　　吸取体积：　　　稀释后体积：　　　稀释倍数 $D=$

测定波长：　　　　　　　　　吸收系数：

吸光度 $A_1=$　　　　$A_2=$　　　　$A_3=$　　　　$A_4=$　　　　$A_5=$

吸光度 $A_6=$　　　　　$A_7=$　　　　　$A_8=$　　　　　$A_9=$　　　　　$A_{10}=$

计算公式：

标示量$_1$（％）=

标示量$_2$（％）=

标示量$_3$（％）=

标示量$_4$（％）=

标示量$_5$（％）=

标示量$_6$（％）=

标示量$_7$（％）=

标示量$_8$（％）=

标示量$_9$（％）=

标示量$_{10}$（％）=

平均值=

$A=$

$S=$

$A+2.2S=$　　　　　　　$A+S=$

结论：_____规定

六、实训报告

样品名称：	规格：	批号：	生产厂家：
检验项目		标准规定	检验结果（及单项结论）

结论：

七、观察与思考

1. 什么是含量均匀度？检查含量均匀度的制剂还需要检查重（装）量差异吗？

2. 含量均匀度初试取多少片进行？如何判断结果？

3. 除另有规定外，含量差异限度是多少？

项目十一　盐酸环丙沙星片溶出度测定

一、任务背景

片剂等固体口服制剂服用后，在胃肠道要经过崩解、溶解、吸收等过程，才能产生药效。片剂崩解是药物溶出的前提。难溶性药物的片剂，崩解时限不能作为判断难溶性药物吸收的指示，因为片剂崩解后的颗粒还不能直接被机体所吸收，溶解是吸收的主要过程，溶解度小于0.1 ~ 1mg/ml的药物，其体内吸收常受其溶出速度的影响。溶出速度除与药物的晶型、粒径大小有关外，还与制剂的生产工艺、辅料、储存条件等有关。溶出度实验能有效区分同一药物制剂生物度利用的差异，是控制固体制剂内在质量的重要指标之一。

二、任务书

学生角色	检验员
工作任务	盐酸环丙沙星片溶出度测定
项目情景	接到某企业委托，对新到的一批盐酸环丙沙星片进行溶出度测定
任务描述	以小组为单位，查阅药典经讨论并制定检测方案，依据标准进行检测并判断结果
目标要求	1. 熟悉盐酸环丙沙星片溶出度测定方法及结果判断 2. 及时记录，正确处理数据及报告结果

三、相关知识

（一）测定原理

溶出度系指活性药物从片剂、胶囊剂或颗粒剂等普通制剂在规定条件下溶出的速率和程度。《中国药典》收载5种溶出度测定方法：第一法（篮法）、第二法（桨法）、第三法（小杯法）、第四法（桨碟法）和第五法（转筒法）。

中国药典收载的盐酸环丙沙星片溶出度测定采用第二法。盐酸环丙沙星片在规定条件下溶出后，经过滤除去干扰后，可用吸收系数法测定盐酸环丙沙星片的溶出量。测定波长在277nm，百分吸收系数为1278。

（二）ZRC-8G型溶出度测试仪操作

1. 将溶出度测试仪电源开关置于 I 位置，电源指示灯亮，仪器启动，预热约10min即可正常使用。

2. 将控制箱向上后方翻起，再将篮杆从下向上推入转动部件的轴孔中，并将篮杆上推到头，然后将锁紧部件套入篮杆头部并锁紧，最后将控制箱向下前方翻回原位。

3. 按要求预置参数。仪器开机或复位后，系统处于预置状态。

（1）按温控键，可以进行温度预置，温度数码管显示窗显示00.0并闪动，按数字键盘370后，温度预置参数闪动5次后停止闪动，此时温度数码管显示窗显示预置数值370（即温度设置为37℃）。

（2）按转动键，可以进行速度预置，速度数码管显示窗显示000并闪动，按数字键盘100后，速度预置参数闪动5次后停止闪动，此时速度数码管显示窗显示预置数值100。

（3）按定时键，可以进行时间预置，时间数码管显示窗显示001并闪动，（此时可进行六个时间段的定时预置，每个时间段的最终时间点即是一次取样时间点，且每个时间段均可在0 ~ 999min内根据需要进行预置）按数字键盘键入030后，定时预置参数值闪动5次后停止闪动，表示系统已自动接受此时间的预置；同时时间数码管显示窗显示002并闪动（如前可以输入第二个时间段的定时预置，本次实验只需要一个时间段设置），按一下定时键可以结束定时预置。此时时间数码管显示窗显示预置数值030（即30分钟）。

4. 参数预置完成后，按预置/实时键，进入实时状态。

5. 注入溶剂。按温控键，控制温度。

6. 将试样放入转篮内，将转篮向上套入篮杆下部。将转篮降入操作容器中，使转篮底部距溶出杯的内底部25±2mm。使锁紧部件将篮杆头部锁紧。

7. 按转动键，控制转动；按定时键，控制定时。

8. 定时结束，取样、过滤、测定。

9. 电源开关置于O的位置，电源指示灯灭，仪器关闭。

10. 转篮、篮轴用毕立即冲洗干净，并应妥善保管，不得摔碰。

（三）注意事项

1. 供电电源应有地线且接地良好。

2. 水浴箱中无水时，严禁启动温控状态，否则将损坏加热器。

3. 应保持水浴箱中水位略高于溶出杯内液面高度，否则将影响试验结果。

4. 温控状态启动后，若水浴箱中水未循环，应立即检查管路与接嘴是否畅通，水泵内是否有空气，予以排除。

5. 水浴箱清洗换水时，将左下侧的出水管插头拔下（推锁箍），再将随机附带的排水管插头端插入接嘴插座即可排水。清洗完毕，重新安装好原出水管。

6. 勿使用有机溶剂清洁仪器外壳。

7. 废除测试请按一下复位键。

四、项目实施

1. 仪器设备

溶出度测定仪、取样针、注射器、紫外–可见分光光度计、小烧杯、容量瓶（100ml）、刻度吸管（5ml）、洗耳球、胶头滴管、量筒、滤纸等。

2. 试药试剂

0.1mol/L盐酸溶液、盐酸环丙沙星片等。

3. 实施过程

（1）仪器开机预热，清点试剂，洗涤容量瓶、刻度吸管、烧杯、胶头滴管等备用。

（2）配制溶液　每片供试品均以0.1mol/L盐酸溶液900ml为溶出介质（配制6300ml溶剂并经脱气处理）。

（3）仪器准备　测定前，应对仪器装置进行必要的调试。将6个操作容器安装在溶出仪水浴箱中，在水浴中加水至离上沿约5cm。接通电源，按下温度预置按钮，调整预置温度为37.0℃。安装试验桨杆，调整桨板底部离烧杯底部的距离为25±2mm。在6个操作容器内，沿器壁分别缓缓注入经脱气处理的溶出介质900ml，经水浴加热后，调节温度使溶剂温度达到37±0.5℃。调节转速为50r/min。水浴箱内循环水液面高度应略高于溶出杯内溶剂的液面。

（4）放入供试品测试　在每个溶出杯内各加入1片供试品，按下调速开关，立即开始计时。经30min时，在桨板上端至液面中间、距离杯壁1cm处，取样。用装有针头的注射器吸取溶液10ml，拔下针头，接上装有滤膜的滤器，使溶液经0.8μm滤膜滤过至干燥洁净的容器中，自取样至滤过应在30s内完成。

（5）测定吸光度　精密量取续滤液适量，用0.1mol/L盐酸溶液定量稀释制成每1ml

中含环丙沙星5.5μg的溶液，照紫外–可见分光光度法（通则0401），在277nm的波长处测定吸光度，按$C_{17}H_{18}FN_3O_3$的吸收系数（$E_{1cm}^{1\%}$）为1278计算每片的溶出量。限度为标示量的80%。按式（11-1）计算溶出量：

$$溶出量\% = \frac{A \times 1\% \times D \times V}{E_{1cm}^{1\%} \times L \times 标示量} \times 100\% \qquad (11-1)$$

（6）结果判断 初试时，6片的溶出量均不低于规定限度（Q）；或6片中有1～2片低于Q，但不低于Q－10%，且平均溶出量不低于Q，均判为符合规定。6片中有1～2片低于Q，其中仅有1片低于Q－10%，且不低于Q－20%，且其平均溶出量不低于Q时，另取6片复试。

（7）操作完毕后，按要求将试剂、仪器等清理复位。

五、数据记录及处理

样品名称： 规格： 批号： 生产厂家：

溶出度测定仪型号： 紫外分光光度计型号：

规定：限度为标示量的80%

溶出介质体积V＝

稀释次数： 吸取体积： 稀释后体积： 稀释倍数D＝

测定波长： 吸收系数：

吸光度A_1＝ A_2＝ A_3＝

A_4＝ A_5＝ A_6＝

溶出量%＝

平均值＝

结论：＿＿＿＿＿＿规定

六、实训报告

检品名称：　　　　规格：　　　　批号：　　　　生产厂家：

检验项目	标准规定	检验结果（及单项结论）

结论：

七、观察与思考

1. 测定溶出度时必须严格控制哪些实验条件？

2. 测定用的溶剂为何要脱气？取出的样品液为何要经过滤才可测定吸光度？取样点不同，对测定有何影响？

模块五　药物含量测定

项目十二　滴定分析法测定药物含量

任务1　碳酸氢钠的含量测定

一、任务背景

碳酸氢钠俗称小苏打，生产馒头、油条等食品时，常把苏打粉溶水拌入面中，加热后分解成碳酸钠、二氧化碳和水，二氧化碳和水蒸气溢出，可致食品更加蓬松，因此碳酸氢钠是一种常见的食品膨松剂。同时在医药生产中，碳酸氢钠是一种常用的药用辅料，作为碱化剂使用。

二、任务书

学生角色	检验员
工作任务	碳酸氢钠的含量测定
项目情景	小红接到主任布置的任务，测定一批碳酸氢钠的含量，并判断是否达到质量标准要求
任务描述	以小组为单位，查阅药典经讨论并制定含量测定方案，依据标准进行测定并判断结果。
目标要求	1.掌握酸碱滴定法测定碳酸氢钠含量的原理和方法 2.会熟练利用指示剂判断滴定终点 3.能正确进行读数，并会计算和结果判断

三、相关知识

（一）碳酸氢钠的简介

本品系取碳酸钠饱和溶液通入二氧化碳，生成碳酸氢钠，经干燥即得。或以氯化钠、氨、二氧化碳为原料，在一定条件下反应，生成碳酸氢钠和氯化铵，利用其溶解度差异经分离、干燥而得。本品为白色结晶性粉末；无臭，味咸；在潮湿空气中即缓缓分解。

（二）碳酸氢钠含量测定的原理

碳酸氢钠结构中具有 HCO_3^-，在水溶液中显弱碱性，可与盐酸发生中和反应而进行含量测定，反应式如下：

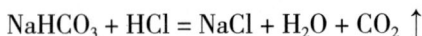

$$NaHCO_3 + HCl = NaCl + H_2O + CO_2 \uparrow$$

四、项目实施

1. 仪器设备

电子天平、药匙、称量纸、锥形瓶、烧杯、量筒、洗瓶、胶头滴管、电炉、石棉网、酸式（或两用）滴定管、滴定台、滴定管夹。

2. 试药试剂

碳酸氢钠、纯化水、甲基红–溴甲酚绿混合指示剂、盐酸滴定液（0.5mol/L）。

3. 实施过程

（1）清点仪器、药品、试剂，洗涤锥形瓶等容量仪器备用。

（2）取本品约1g，精密称定，加水50ml使溶解，加甲基红–溴甲酚绿混合指示液10滴，用盐酸滴定液（0.5mol/L）滴定至溶液由绿色转变为紫红色，煮沸2min，冷却至室温，继续滴定至溶液由绿色转变为暗紫色。平行测定2次，分别记录消耗盐酸滴定液的体积，每1ml盐酸滴定液（0.5mol/L）相当于42.00mg的 $NaHCO_3$。《中国药典》规定，本品按干燥品计算，含 $NaHCO_3$ 不得少于99.0%。

（3）计算。按式（12-1）计算含量。

$$标示量\% = \frac{F \times T \times V}{m_s \times (1-干燥失重)} \times 100\% \qquad (12-1)$$

（4）操作完毕，按要求将药品、试剂及仪器等清理复位。

五、数据记录与处理

样品名称： 规格： 批号： 生产厂家：

天平型号：＿＿＿＿＿ 测定室温：＿＿℃

规定：本品按干燥品计算，含 $NaHCO_3$ 不得少于＿＿＿＿＿

$F=$ $T=$ 干燥失重＝

供试品称量值 $m_1=$＿＿＿＿g $m_2=$＿＿＿＿g

滴定液体积　　$V_1=$_____ml　　$V_2=$_____ml　　$V_{空白}=$_____ml

计算公式：

含量$_1$%=

含量$_2$%=

平均值 =

结论：_____规定

六、实训报告

检品名称：		规格：	批号：	生产厂家：

检验项目	标准规定	检验结果（及单项结论）

结论：

七、观察与思考

1. 在碳酸氢钠的含量测定操作过程中，为什么要煮沸2min？

2. 请运用所学知识设计下列实验方案。

取碳酸氢钠片10片，精密称定，研细，精密称取适量（约相当于碳酸氢钠1g），加水50ml振摇溶解后，加甲基红–溴甲酚绿混合指示液10滴，用盐酸滴定液（0.5mol/L）滴定至溶液由绿色转变为紫红色，煮沸2min，放冷，继续滴定至溶液由绿色转变为暗紫色。每1ml盐酸滴定液（0.5mol/L）相当于42.00mg的$NaHCO_3$。《中国药典》（2015年版）规定：本品含碳酸氢钠（$NaHCO_3$）应为标示量的95.0% ~ 105.0%。

任务2　磺胺嘧啶钠注射液的含量测定

一、任务背景

磺胺嘧啶钠注射液，主要用于敏感脑膜炎奈瑟菌所致的脑膜炎患者的治疗，也可用于治疗对其敏感的流感嗜血杆菌、肺炎链球菌和其他链球菌所致的急性支气管炎、轻症肺炎等。

二、任务书

学生角色	检验员
工作任务	磺胺嘧啶钠注射液的含量测定
项目情景	李明接到主任下达的任务，测定一批磺胺嘧啶钠注射液的含量，并判断是否达到质量标准要求
任务描述	以小组为单位，查阅药典经讨论并制定含量测定方案，依据标准进行测定并判断结果
目标要求	1. 掌握亚硝酸钠法测定磺胺嘧啶钠注射液含量的原理和方法 2. 会熟练利用永停滴定法判断滴定终点 3. 能正确进行读数，并会计算和结果判断

三、相关知识

（一）磺胺嘧啶钠注射液简介

本品化学名称为：N-2-嘧啶基-4-氨基苯磺酰胺钠盐，为无色至微黄色的澄明液体，遇光易变质。作为磺胺类抗菌药的典型药物，该类药物的含量测定方法有多种，《中国药典》规定用亚硝酸钠法测定磺胺嘧啶钠注射液的含量。

（二）磺胺嘧啶钠注射液含量测定的原理

磺胺嘧啶钠分子结构中具有芳伯氨基，在盐酸酸性条件下可与亚硝酸钠1∶1定量反应生成重氮化合物，用永停法指示终点。反应方程式如下：

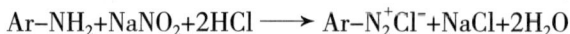

$$Ar-NH_2+NaNO_2+2HCl \longrightarrow Ar-N_2^+Cl^-+NaCl+2H_2O$$

四、项目实施

1. 仪器设备

砂轮、注射器、小烧杯（50ml、100ml）、刻度吸管（5ml）、洗耳球、量筒（20ml、50ml）、洗瓶、棕色酸式滴定管、玻璃棒、托盘天平、称量纸、药匙、永停滴定仪、计算器（自带）。

2. 试药试剂

磺胺嘧啶钠注射液（规格为5ml∶1g）、亚硝酸钠滴定液（0.1mol/L）、盐酸溶液（1→2）、溴化钾、纯化水等。

3. 实施过程

（1）清点仪器、药品、试剂，洗涤烧杯、刻度吸管等容量仪器备用。

（2）切割安瓿瓶，利用注射器移取药品至烧杯中待用。

（3）精密移取适量（约相当于磺胺嘧啶钠0.6g）置烧杯中，加水40ml与盐酸溶液（1→2）15ml，再加溴化钾2g，置电磁搅拌器上，加入转子，搅拌溶解后，插入铂-铂电极后，照永停滴定法，在15~25℃，用亚硝酸钠滴定液（0.1mol/L）滴定。

（4）滴定前，酸式滴定管装亚硝酸钠滴定液，排气泡，调零。滴定时，将滴定管尖端插入液面下约2/3处，随滴随搅拌，至近终点时，将滴定管管尖提出液面，用少量纯化水冲洗管尖，洗液并入烧杯中，继续缓缓滴定，至电流计指针突然偏转并不再回复，即为滴定终点。

（5）平行测定3次，分别记录消耗亚硝酸钠滴定液的体积，每1ml亚硝酸钠滴定液（0.1mol/L）相当于27.23mg的$C_{10}H_9N_4NaO_2S$，《中国药典》规定本品含磺胺嘧啶钠（$C_{10}H_9N_4NaO_2S$）应为标示量的95.0%~105.0%。

（6）计算。按式（12-2）计算标示百分含量。

$$标示量\% = \frac{F \times T \times V}{C_{标} \times V_{取样}} \times 100\% \qquad (12\text{-}2)$$

五、数据记录与处理

样品名称：　　　　规格：　　　　批号：　　　　生产厂家：

规定：本品含磺胺嘧啶钠（$C_{10}H_9N_4NaO_2S$）应为标示量的95.0%~105.0%。

$C_{标}$：　　　　$F=$　　　　$T=$

取样体积（ml）　　$V_{取1}=$　　　　$V_{取2}=$　　　　$V_{取3}=$

滴定液体积（ml）　$V_1=$　　　　$V_2=$　　　　$V_3=$

标示量%=

结论：＿＿＿＿＿＿规定

六、实训报告

检品名称：　　　　规格：　　　　批号：　　　　生产厂家：

检验项目	标准规定	检验结果（及单项结论）

结论：

七、考核评价

表12-1　磺胺嘧啶钠注射液的含量测定考核评分表（考核时间40min）

考核内容	分值	评分细则	实得分
职业素养与操作规范（20分）	5	工作服穿着规范、双手洁净，不染指甲，不留长指甲、不披发。不合要求，每处扣2分，扣完为止	
	5	清查给定的试剂、仪器等。不合要求，每处扣2分，扣完为止	
	5	爱护仪器，不浪费试剂，及时记录实验数据。不合要求，每处扣2分，扣完为止	
	5	操作完毕后将仪器、试剂等清理复位。不合要求，每处扣2分，扣完为止	
技能（80分）	3	容量仪器清洗得3分	
	3	安瓿瓶切割、开启得3分	
	3	取样、转移得3分	
	3	加水得3分	
	3	加盐酸得3分	
	3	加溴化钾得3分	
	2	加转子得2分	
	4	装滴定液得4分	
	2	仪器的连接得2分	
	4	赶气泡、调零得4分	
	4	设定永停滴定仪参数并启动搅拌器得4分	
	3	手动快滴得3分	
	5	近终点时将细玻璃管尖端提出液面并冲洗得5分	
	3	终点读数得3分	
	5	操作连贯得5分	
	6	代入公式正确得6分	
	9	结果计算准确得9分	
	5	测定结果与药典标准比较，结论正确得5分	
	10	准确度（与规定的标示量范围比较）：在规定范围内得10分；>±1% ~ ≤±2%得5分；>±2% ~ ≤±5%得2分；>±5%以上得0分	
合计			

八、观察与思考

1.加入溴化钾的作用是什么？

2.加入盐酸的作用是什么？

3.请运用所学知识设计下列实验方案。

（1）亚硝酸钠法测定磺胺嘧啶片的含量方法。取本品10片，精密称定，研细，精密称取适量（约相当于磺胺嘧啶0.5g），照永停滴定法用亚硝酸钠滴定液（0.1mol/L）滴定。 每1ml亚硝酸钠滴定液（0.1mol/L）相当于25.03mg的$C_{10}H_{10}N_4O_2S$。《中国药典》规定本品含磺胺嘧啶（$C_{10}H_{10}N_4O_2S$）应为标示量的95.0% ~ 105.0%。

（2）亚硝酸钠法测定磺胺甲噁唑片的含量方法。取磺胺甲噁唑片 10 片（标示量为 0.5g）精密称定，研细，精密称取适量（约相当于磺胺甲噁唑 0.5g），加盐酸溶液（1→2）25ml，加水25ml，振摇使溶解，照永停滴定法，用亚硝酸钠滴定液（0.1mol/L）滴定。每1ml 亚硝酸钠滴定液（0.1mol/L）相当于 25.33mg 的 $C_{10}H_{11}N_3O_3S$。本品含磺胺甲噁唑（$C_{10}H_{11}N_3O_3S$）应为标示量的 95.0%~105.0%。根据实验条件可用外指示剂法。

任务3　吡哌酸的含量测定

一、任务背景

吡哌酸属于喹诺酮类药物，为微黄色至黄色的结晶性粉末；无臭。其制剂品种有片剂和胶囊。临床上主要应用于敏感革兰阴性杆菌和葡萄球菌所致尿路、肠道和耳道感染，如尿道炎、膀胱炎、菌痢、肠炎、中耳炎等。

二、任务书

学生角色	检验员
工作任务	测定吡哌酸的含量
项目情景	接到车间通知，检测一批吡哌酸的含量，并判断是否达到质量标准要求
任务描述	以小组为单位，查阅药典经讨论并制定检测方案，依据标准进行检测并判断结果
目标要求	1.掌握吡哌酸的含量测定方法及原理 2.及时记录，正确处理数据并判断结果，填写报告

三、相关知识

（一）基本原理

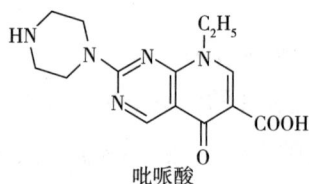

吡哌酸

吡哌酸哌嗪环上氮原子显弱碱性，溶于冰醋酸碱性增强，可用高氯酸滴定液（0.1mol/L）滴定测定含量。《中国药典》二部规定按无水物计算，含 $C_{14}H_{17}N_5O_3$ 不得少于98.5%。

（二）注意事项

1. 本实验消耗滴定液体积在10ml以内，使用10ml滴定管。仪器和试剂均不得有水分。

2. 冰醋酸具有挥发性，且膨胀系数较大，长期贮存或温度变化均影响浓度，故高氯酸滴定液需根据温度变化进行校正，使用时与标定时的温度差超过10℃则需重新标定。

3. 冰醋酸和高氯酸中含有微量水分，干扰突跃，因此配制高氯酸滴定液时应加入计算量的醋酐。

4. 浓高氯酸与醋酐混合会引起爆炸，配制时应将高氯酸用冰醋酸稀释后，再加入醋酐。

四、项目实施

1. 仪器设备

电子分析天平、称量纸、药匙、锥形瓶（100ml）、量筒（25ml）、洗瓶、滴定台、滴定管夹、酸式滴定管、滤纸。

2. 试药试剂

冰醋酸、高氯酸滴定液（0.1mol/L）、结晶紫指示液、吡哌酸。

3. 实施过程

（1）清点仪器试剂。

（2）测定方法　取本品约0.2g，精密称定，加冰醋酸20ml溶解后，加结晶紫指示液1滴，用高氯酸滴定液（0.1mol/L）滴定至溶液显纯蓝色，并将滴定的结果用空白试验校正。每1ml高氯酸滴定液（0.1mol/L）相当于30.33mg的$C_{14}H_{17}N_5O_3$。

五、数据记录与处理

样品名称：　　　　　规格：　　　　　批号：　　　　　生产厂家：

天平型号：＿＿＿＿＿＿＿＿　　测定室温：＿＿＿℃

规定：按无水物计算，含$C_{14}H_{17}N_5O_3$应为＿＿＿＿＿

$F=$　　　　　　　$T=$　　　　　　干燥失重 =

供试品称量值　$m_1=$＿＿＿＿＿ g　$m_2=$＿＿＿＿＿ g

滴定液体积　$V_1=$＿＿＿＿＿ml　$V_2=$＿＿＿＿＿ml　$V_{空白}=$＿＿＿＿＿ml

计算公式：

含量$_1$%=

含量$_2$%=

平均值 =

结论：＿＿＿＿＿规定

六、实训报告

检品名称：　　　　　规格：　　　　　批号：　　　　　生产厂家：

检验项目	标准规定	检验结果（及单项结论）

结论：

七、观察与思考

1. 如何进行空白试验？

2. 配制高氯酸滴定液要注意哪些事项？

项目十三　紫外-可见分光光度法测定含量

任务1　维生素B₁注射液的含量测定

一、任务背景

维生素B_1注射液是维生素B_1灭菌水溶液，其制剂规格有2ml：50mg、2ml：100mg两种。注射液是供直接注入人体内的灭菌水溶液，其质量至关重要。

二、任务书

学生角色	检验员
工作任务	测定维生素B_1注射液的含量
项目情景	刘英接到主任下达的任务，检测一批维生素B_1注射液的含量，并判断是否达到质量标准要求
任务描述	以小组为单位，查阅药典经讨论并制定检测方案，依据标准进行检测并判断结果
目标要求	1.掌握用紫外-可见分光光度法测定维生素B_1注射液含量方法及原理 2.及时记录，正确处理数据并判断结果，填写报告

三、相关知识

（一）基本原理

维生素B_1具有共轭体系，具有紫外特征吸收，在pH约2的溶液中，在246nm波长处有最大吸收，采用吸收系数法测定维生素B_1注射液含量，辅料经稀释对测定没有干扰。

（二）测定方法

精密量取本品适量（约相当于维生素B_1 50mg），置200ml量瓶中，用水稀释至刻度，摇匀，精密量取5ml，置100ml量瓶中，加盐酸溶液（9→1000）稀释至刻度，摇匀，照紫外-可见分光光度法（通则0401），在246nm波长处测定吸光度，按$C_{12}H_{17}ClN_4OS \cdot HCl$的吸收系数（$E_{1cm}^{1\%}$）为421计算，即得。《中国药典》规定：本品含维生素B_1应为标示量的93.0% ~ 107.0%。

（三）紫外可见分光光度计的使用方法

UVmini-1240紫外分光光度计使用方法

1. 检查仪器电源开关是否为"关"（0被按下）。电源线是否连接好。检测室是否有上次残留物。

2. 先电源电缆插入电源插座，打开仪器电源开关，仪器开始自检（初始化）。

3. 按数字键【1】选择测定吸光度值。

4. 设置波长参数，按键【GOTO WL】数字键输入所需波长，如246，然后按键【ENTER】确认。

5. 空白调零。测量前，吸收池用水洗3次后用空白溶液洗2~3次，装入空白溶液体积为池体积的4/5，用镜头纸擦净，放入检测室，并注意透光的方向。盖好检测室盖，然后按键【AUTO ZERO】。

6. 样品测定。取出吸收池，倒掉空白溶液，用待测溶液润洗2~3次，装入样品溶液体积为池体积4/5，用镜头纸擦净，放入检测室，注意与空白放置时方向相同。盖好检测室盖按键F3或者【START/STOP】读数，记录。

7. 测定完毕，关闭电源，拔下插头，取出比色皿，洗净、晾干。

8. 注意事项：①在仪器自检过程中，不得打开样品室，并确定样品槽中无样品；②检查硅胶（每周进行），检查波长准确度（每月进行一次）。

四、项目实施

1. 仪器设备

容量瓶（100ml、200ml）、烧杯、胶头滴管、刻度吸管（5ml）、洗耳球、量筒、洗瓶、滤纸等。

2. 试药试剂

维生素B_1注射液、盐酸溶液（9→1000）、纯化水。

3. 实施过程

（1）检查紫外-可见分光光度计，并开机预热30min。

（2）检查洗涤容量瓶、刻度吸管、烧杯、胶头滴管等备用。

（3）取10瓶维生素B_1注射液，开启安瓿，倒入小烧杯中准备样品溶液。

（4）稀配溶液。

（5）空白调0。

（6）测定样品溶液吸光度并记录。

（7）操作完毕后按要求将药品、试剂及仪器等清理复位。

（8）计算。按式（13-1）计算。

$$标示量\% = \frac{A \times 1\% \times D}{E_{1cm}^{1\%} \times 标示量} \times 100\% \qquad (13-1)$$

五、数据记录与处理

样品名称：　　　　　规格：　　　　　批号：　　　　　生产厂家：

紫外–可见分光光度计型号：＿＿＿＿＿＿　　　　　测定波长：＿＿＿

《中国药典》规定：本品含维生素B_1应为标示量的＿＿＿＿＿

精密量取本品＿＿＿＿ml，置＿＿＿ml量瓶中，用水稀释至刻度，摇匀，精密量取＿＿＿＿ml，置另一100ml量瓶中，加盐酸溶液（9→1000）稀释至刻度，摇匀，照紫外–可见分光光度法（通则0401），在＿＿＿nm波长处测定吸光度，按$C_{12}H_{17}ClN_4OS \cdot HCl$的百分吸收系数为421计算。

吸光度A_1＝　　　　　　　　　　A_2＝

计算公式：

标示量1%＝

标示量2%＝

平均值＝

结论：＿＿＿＿＿＿＿规定

六、实训报告

样品名称：　　　　规格：　　　　批号：　　　　生产厂家：

检验项目	标准规定	检验结果（及单项结论）

结论：

七、考核评价

表13-1 紫外–可见分光光度法测定维生素B$_1$注射液的含量考核评分表（考核时间40min）

考核内容	分值	评分细则	实得分
职业素养与操作规范（20分）	5	工作服穿着规范、双手洁净，不染指甲，不留长指甲、不披发得5分	
	5	清查给定的试剂、仪器、检验报告单等得5分	
	5	爱护仪器，不浪费药品、试剂，及时记录实验数据得5分	
	5	操作完毕后按要求将药品、试剂及仪器等清理复位得5分	
技能（80分）	5	安瓿瓶切割、开启得5分	
	6	移液管润洗得6分	
	10	移液管取样转移至容量瓶中得10分	
	10	加水稀释定容10分	
	4	设置波长参数4分	
	4	手拿毛玻璃面得4分	
	4	空白调零得4分	
	3	测定吸光度得3分	
	4	操作连贯得4分	
	7	计算公式正确得7分	
	8	结果计算正确得8分	
	5	测定结果与药典标准比较，结论正确得5分	
	10	在规定时间内完成得10分，每超时间1min扣1分，扣完为止	

八、观察与思考

1. 试述紫外–分光光度计操作步骤。

2. 吸收系数法测定药物含量有何特点？

3. 请设计下列实验方案。

紫外–可见分光光度法测定维生素B$_{12}$注射液的含量：避光操作。精密量取本品适量（规格1ml：1mg），加水定量稀释成每1ml中约含维生素B$_{12}$25μg的溶液，照紫外–可见分光光度法（通则0401），在361nm的波长处测定吸光度，按C$_{63}$H$_{88}$CoN$_{14}$O$_{14}$P的吸收系数（$E_{1cm}^{1\%}$）为207计算，即得。《中国药典》规定：本品含维生素B$_{12}$（C$_{63}$H$_{88}$CoN$_{14}$O$_{14}$P）应为标示量的90.0%～110.0%。

任务2　盐酸氯丙嗪片的含量测定

一、任务背景

盐酸氯丙嗪片是一种常用的强安定药，属于苯并噻嗪类药物，具有硫氮杂蒽的母体结构，具有共轭体系，有特征紫外吸收，可以采用紫外–可见分光光度法测定盐酸氯丙嗪片含量。

二、任务书

学生角色	检验员
工作任务	盐酸氯丙嗪片的含量测定
项目情景	吴英接到主任任务，测定一批盐酸氯丙嗪片的含量，并判断是否达到质量标准要求
任务描述	以小组为单位，查阅药典经讨论并制定检测方案，依据标准进行检测并判断结果
目标要求	1. 掌握用紫外–可见分光光度法测定盐酸氯丙嗪片含量的方法及原理 2. 及时记录，正确处理数据并判断结果，填写报告

三、相关知识

（一）基本原理

盐酸氯丙嗪在紫外区有特征吸收，在pH=2的溶液中，在254nm波长处有最大吸收，其百分吸收系数为915，可以采用吸收系数法测定盐酸氯丙嗪片含量，辅料经过滤除去，对测定没有干扰。

（二）测定方法

避光操作。取盐酸氯丙嗪片（标示量：25mg）10片，除去包衣后，精密称定，研细，精密称取适量（约相当于盐酸氯丙嗪10mg）置100ml量瓶中，加溶剂盐酸溶液（9→1000）70ml，振摇使盐酸氯丙嗪溶解，加溶剂稀释至刻度，摇匀，滤过，精密量取续滤液5ml，置100ml量瓶中，用溶剂稀释至刻度，摇匀。照紫外–可见分光光度法，在254nm的波长处测定吸光度，按$C_{17}H_{19}ClN_2S \cdot HCl$的吸收系数为（$E_{1cm}^{1\%}$）915计算。《中国药典》规定本品含盐酸氯丙嗪（$C_{17}H_{19}ClN_2S \cdot HCl$）应为标示量的93.0% ～ 107.0%。

四、项目实施

1. 仪器设备

电子天平（十万分之一或万分之一）、紫外–可见分光光度计、石英比色皿、研钵、容量瓶（100ml）、胶头滴管、刻度吸管（5ml）、洗耳球、玻璃棒、烧杯、量筒、洗瓶、称量纸、药匙、漏斗、滤纸等。

2. 试药试剂

盐酸氯丙嗪片、盐酸溶液（9→1000）、纯化水。

3. 实施过程

（1）检查电子天平、紫外–可见分光光度计，并开机预热30min。

（2）洗涤容量瓶、刻度吸管、量筒、烧杯、胶头滴管等备用。

（3）取盐酸氯丙嗪片（标示量：25mg）10片，除去包衣后，精密称定。

（4）将除去包衣的盐酸氯丙嗪片置研钵中研成细粉；精密称取片粉适量置100ml容量瓶，加盐酸溶液（9→1000）70ml溶解，并稀释至刻度。

（5）将溶液过滤，精密量取续滤液5ml，置于100ml容量瓶中用盐酸溶液（9→1000）稀释至刻度，摇匀。

（6）选择、清洗比色皿（本次测定在紫外光区，不能用玻璃吸收池）。

（7）紫外分光光度计预热完成后显示方式菜单，按1，选择进入吸光度测定界面。

（8）按GOTO WL键，输入测定波长254nm，按ENTER键，完成波长设定。

（9）盐酸溶液（9→1000）作空白溶液调0。按AUTO ZERO键，直到调零为止。

（10）测定样品溶液吸光度并记录。

（11）操作完毕后按要求将药品、试剂及仪器等清理复位。

（12）计算。将测定结果代入式（13-2）计算结果。

$$标示量\% = \frac{\dfrac{A}{E_{1cm}^{1\%}} \times \dfrac{1}{100} \times V \times D \times \overline{W}}{m_s \times 标示量} \times 100\% \qquad (13\text{-}2)$$

式中，A 为吸光度；$E_{1cm}^{1\%}$ 为吸收系数，此处915；V 为初配溶液体积（ml）；D 为稀释倍数，此处20；$\overline{W}$ 为平均片重；m_s 为称取的片粉重（g）。

五、数据记录与处理

样品名称：　　　　　规格：　　　　　批号：　　　　　生产厂家：

天平型号＿＿＿＿＿＿

取盐酸氯丙嗪片（标示量：＿＿＿＿＿）＿＿片，除去包衣后，精密称定，总重＿＿＿＿＿＿g 研细，精密称取片粉＿＿＿＿＿＿g，置于＿＿＿＿＿ml量瓶中，加盐酸溶液（9→1000）＿＿＿ml，振摇使盐酸氯丙嗪溶解，加盐酸溶液（9→1000）稀释至刻度，摇匀，滤过，精密量取续滤液＿＿＿＿＿＿ml，置于100ml量瓶中，用盐酸溶液（9→1000）稀释至刻度，摇匀。照紫外–可见分光光度法，在＿＿＿nm的波长处测定吸光度，按$C_{17}H_{19}ClN_2S \cdot HCl$的吸收系数为（$E_{1cm}^{1\%}$）915计算。

紫外–可见分光光度计型号：＿＿＿＿＿＿＿＿＿　　　　测定波长：＿＿＿

《中国药典》规定：盐酸氯丙嗪（$C_{17}H_{19}ClN_2S \cdot HCl$）应为标示量的＿＿＿＿＿＿

吸光度A＝

计算公式：

标示量%＝

结论：＿＿＿＿＿＿规定

六、实训报告

检品名称：　　　　　规格：　　　　　批号：　　　　　生产厂家：

检验项目	标准规定	检验结果（及单项结论）

结论：

七、考核评价

表13-2　紫外–可见分光光度法测定盐酸氯丙嗪片的含量考核评分表（考核时间40min）

考核内容	分值	评分细则	实得分
职业素养与操作规范（20分）	5	工作服穿着规范、双手洁净，不染指甲、不留长指甲、不披发得5分	
	5	清查给定的试剂、仪器、检验报告单等得5分	
	5	爱护仪器，不浪费药品、试剂，及时记录实验数据得5分	
	5	操作完毕后按要求将药品、试剂及仪器等清理复位得5分	

续表

考核内容	分值	评分细则	实得分
技能（80分）	3	清洗容量仪器得3分	
	1	调节天平水平及清零得1分	
	2	称量、研磨得2分	
	2	取样，正确称量且其结果在规定范围内得2分	
	1	称量结束后及时清洁天平并复位得1分	
	2	药品转移至容量瓶中得2分	
	3	溶解定容得3分	
	3	过滤得3分	
	3	使用洗耳球吸取待移供试品溶液润洗刻度吸管内壁3次得3分	
	3	吸取供试品溶液一次成功得3分	
	2	放出多余溶液得2分	
	2	按要求将刻度吸管中的溶液定量转移到量瓶中得2分	
	2	加盐酸溶液（9→100）稀释至2/3容积时混匀得2分	
	2	离刻度线1～2cm时改用胶头滴管定容，并充分混匀得2分	
	4	选择光源、比色皿正确得4分	
	2	设置波长参数2分	
	3	手拿毛玻璃面得3分	
	3	空白调零得3分	
	3	测定吸光度得3分	
	4	操作连贯得4分	
	6	代入计算公式正确得6分	
	9	结果计算正确得9分	
	5	测定结果与药典标准比较，结论正确得5分	
	10	准确度（与实际值比较）：≤±0.2%得10分；>±0.2%～≤±0.4%得8分；>±0.4%～≤±0.6%得5分；>±0.6%～≤±1.0%得2分；>±1.0%以上得0分	

八、观察与思考

1. 取盐酸氯丙嗪片（标示量：25mg）10片，除去包衣后，精密称定，研细，精密称取适量（约相当于盐酸氯丙嗪10mg）如何计算称样范围？

2. 片剂辅料对紫外-可见分光光度法测定盐酸氯丙嗪片含量有何干扰？如何消除干扰？

3. 请设计下列试验方案。

对乙酰氨基酚片含量测定：取对乙酰氨基酚片20片，精密称定，研细，精密称取适量（约相当于对乙酰氨基酚40mg），置250ml量瓶中，加0.4%氢氧化钠溶液50ml

与水50ml，振摇15min，加水至刻度，摇匀，滤过，精密量取续滤液5ml，置100ml量瓶中，加0.4%氢氧化钠溶液10ml，加水至刻度，摇匀，照紫外–可见分光光度法，在257nm的波长处测定吸光度，按$C_8H_9NO_2$的吸收系数（$E_{1cm}^{1\%}$）为715计算，即得。《中国药典》规定：本品含$C_8H_9NO_2$应为标示量的95.0%～105.0%。

任务3　维生素A软胶囊的含量测定

一、任务背景

　　维生素A是机体必需的一种营养素，具有维持视觉、促进生长发育、维持上皮结构完整与健全、增强免疫能力等作用。自然界中存在的维生素A具有多种形态，A_1、A_2、A_3等，其中维生素A_1活性最高，故通常所说的维生素A系指维生素A_1，又称全反式维生素A，是一种不饱和脂肪醇。《中国药典》收载的维生素A是指人工合成的维生素A醋酸酯结晶加精制植物油制成的油溶液，其制剂有维生素A软胶囊、维生素AD软胶囊和维生素AD滴剂3个品种。

二、任务书

学生角色	检验员
工作任务	测定维生素A软胶囊的含量
项目情景	接到某单位委托，测定一批维生素A软胶囊的含量，并判断是否达到质量标准要求
任务描述	以小组为单位，查阅药典经讨论并制定检测方案，依据标准进行检测并判断结果
目标要求	1.熟悉用三点校正法测定维生素A软胶囊含量的方法及原理 2.及时记录，正确处理数据并判断结果，填写报告

三、相关知识

1.基本原理

　　维生素A醋酸酯的环己烷溶液在328nm波长处有最大吸收，其吸收系数（$E_{1cm}^{1\%}$）为1530，而其所含杂质的吸收在310～340nm之间几乎为一条直线，因此采用三点校正法测定维生素A含量，可消除杂质的干扰。

2.测定方法

　　取供试品20粒，精密称定。分别用剪刀或刀片划破囊壳，倾出内容物，用乙醚洗净，置通风处使溶剂自然挥散，再称定囊壳的重量。取出适量内容物，精密称定。加环己烷溶解并定量稀释成50ml，摇匀，再精密量取1ml，置10ml量瓶中，用环己烷稀释至刻度，摇匀，即制成每1ml中含9～15单位的试样溶液，以环己烷为空白，照分光光度法测定其吸收峰波长，分别在300nm、316nm、328nm、340nm、360nm五个波长处测其吸光度，计算各吸光度与波长328nm处吸光度的比值和波长328nm处的$E_{1cm}^{1\%}$值。并与表13-3中规定的理论值比较，视比较结果选择合适的吸光度值计算。

表13-3　测定波长及各波长与328nm波长处的吸光度理论比值

波长/nm	300	316	328	340	360
吸光度比值（A_i/A_{328}）	0.555	0.907	1.000	0.811	0.299

$$328\text{nm处的}E_{1cm}^{1\%}=\frac{A}{C\times L}$$

如果吸收峰波长在326～329nm之间，且所测得各波长处吸光度与328nm波长处吸光度的比值不超过表13-3中规定值的±0.02，则按（13-3）式计算含量。

每1g试样中含有维生素A的单位＝$E_{1cm(328nm)}^{1\%}\times1900$

$$标示量\%=\frac{A\times1\%\times稀释倍数\times V\times1900\times平均装量}{m_s\times L\times标示量}\times100\%\qquad（13-3）$$

如果吸收峰波长在326～329nm之间，但所测得各波长处吸光度与328nm波长处吸光度的比值有超过表13-3中规定值的±0.02，则按下式计算，求出校正后的吸光度值。

$$A_{328（校正）}=3.52（2A_{328}-A_{316}-A_{340}）$$

①若$（A_{328（校正）}-A_{328}）/（A_{328}）\times100\%$，所得数值在±3.0%以内，不用校正值，用$A_{328}$代入公式（13-3）计算含量。

②若所得数值在-15%～-3%之间，则用$A_{328（校正）}$代入公式（13-3）计算含量。

③若所得数值小于-15%或大于+3%，或者吸收峰波长不在326～329nm之间，则采用第二法测定。

本品含维生素A应为标示量的90.0%～120.0%。

四、项目实施

1.仪器设备

电子天平（感量为0.1mg）、紫外-可见分光光度计、1cm石英吸收池、小烧杯、量筒、容量瓶（50ml、10ml）、胶头滴管、刻度吸管（1ml）、洗耳球、滤纸等。

2.试药试剂

维生素A软胶囊，环己烷等。

3. 实施过程

（1）检查电子天平、紫外–可见分光光度计，并开机预热30min。

（2）检查洗涤容量瓶、刻度吸管、量筒、烧杯、胶头滴管等备用。

（3）按"三2.测定方法"操作。

（4）测定完毕后，做好仪器使用登记，按要求将药品、试剂及仪器等清理复位。

五、数据记录与处理

样品名称：　　　　规格：　　　　批号：　　　　生产厂家：

天平型号_____

取供试品20粒，精密称定，总重_____g。分别用剪刀或刀片划破囊壳，倾出内容物，用乙醚洗净，置通风处使溶剂自然挥散，再称定囊壳的重量。取出适量内容物，精密称定，_____g。加环己烷溶解并定量稀释成_____ml，摇匀，再精密量取____ml，置____ml量瓶中，用环己烷稀释至刻度，摇匀，即制成每1ml中含9～15单位的试样溶液，以环己烷为空白，照分光光度法测定其吸收峰波长，并在下列各波长处测定吸光度。计算各吸光度与波长328nm处吸光度的比值和波长328nm处的$E_{1cm}^{1\%}$值。

测定波长（nm）	300	316	328	340	360
测得吸光度A_i					
吸光度比值计算值A_i/A_{328}					
吸光度比值药典规定值	0.555	0.907	1.000	0.811	0.299
计算值与规定值的差					
是否超出规定±0.02					
是否计算$A_{328（校正）}$	$A_{328（校正）}=3.52（2A_{328}-A_{316}-A_{340}）$				
是否计算	$（A_{328（校正）}-A_{328}）/（A_{328}）×100\%$				

按_____计算（按A_{328}、$A_{328（校正）}$）328nm处的$E_{1cm}^{1\%}=\dfrac{A}{C×L}$

紫外–可见分光光度计型号：_____

吸收峰波长：_____nm　　_____在326～329nm之间

《中国药典》规定：本品含维生素A应为标示量的_____

计算公式：

标示量%=

　　　　结论：_____（符合规定、不符合规定、用第二法测定）

六、实训报告

检品名称：　　　规格：　　　批号：　　　生产厂家：

检验项目	标准规定	检验结果（及单项结论）

结论：

七、观察与思考

1. 紫外–可见分光光度法测定维生素A软胶囊中维生素A含量，干扰物质有哪些？如何消除杂质的干扰？

2. 三点校正法测定维生素A含量的基本原理是什么？

3. 含量计算中"1900"和"$E_{1cm(328nm)}^{1\%}$"的物理含义是什么？如何导出？

4. 本实验的影响因素有哪些？如何提高含量测定的准确度？

项目十四　色谱法测定药物含量

任务1　HPLC法测定地塞米松片含量

一、任务背景

高效液相色谱法是常用的药物分析的手段之一，特别是在制剂含量测定方面应用广泛，熟练使用高效液相色谱仪及掌握相关测定方法是药物分析课程的重要教学目标。

二、任务书

学生角色	检验员
工作任务	测定地塞米松片含量
项目情景	掌握必备知识，准备仪器试剂，配制供试品溶液，测定及处理数据、撰写报告
任务描述	根据任务将全班人数分成3组，每组实行组长负责制，组长写出任务分配方案。每组按要求完成2份供试品溶液的配制，并进行测定、谱图分析、数据处理和撰写报告
目标要求	1. 掌握高效液相色谱仪的操作方法 2. 掌握外标法测定地塞米松片含量

三、相关知识

（一）地塞米松及地塞米松片含量测定方法

1. 地塞米松含量测定

（1）色谱条件与系统适用性试验　用十八烷基硅烷键合硅胶为填充剂；以乙腈－水（28：72）为流动相；检测波长为240nm。取有关物质项下的对照溶液20μl注入液相色谱仪，记录色谱图，出峰顺序依次为倍他米松峰与地塞米松峰，分离度应符合要求。

（2）测定法　取本品，精密称定，加甲醇溶解并定量稀释制成每1ml中约含50μg的溶液，作为供试品溶液，精密量取20μl注入液相色谱仪，记录色谱图；另取地塞米松对照品，同法测定。按外标法以峰面积计算，即得。

2. 地塞米松片含量测定

取本品20片，精密称定，研细，精密称取适量（约相当于地塞米松1.5mg），置50ml量瓶中，加甲醇4滴湿润，加流动相适量，振摇使地塞米松溶解，用流动相稀释至刻度，摇匀，滤过，取续滤液作为供试品溶液；另精密称取地塞米松对照品约15mg，置50ml量瓶中，加甲醇2ml溶解后，用流动相稀释至刻度，摇匀，精密量取5ml，置50ml量瓶中，用流动相稀释至刻度，摇匀，作为对照品溶液。照地塞米松含量测定项下的方法测定，即得。

本品含地塞米松应为标示量的90.0%～110.0%。

（二）高效液相色谱分析简要操作流程

高效液相色谱议结构示意图如图14-1所示。

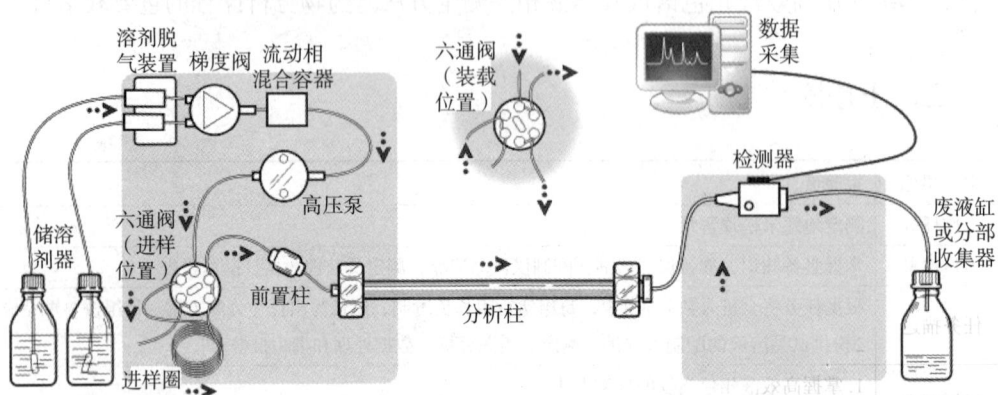

图14-1　高效液相色谱仪结构示意图

1. 打开电脑、高效液相色谱仪的电源开关（含高压泵，检测器，信号采集、转换装置等），待自检完毕并显示正常后，打开高效液相色谱工作站。

2. 更换贮液瓶中流动相，打开高压泵面板白色阀门，按"Purge"键置换管路中流动相及排除管路中可能存在的气泡（岛津LC-10Avp，其他仪器参考各自说明书）。

3. 根据样品的性质，在工作站中或仪器中输入分析参数，如流动相流速，检测波长、柱温、分析时间等，并保存为方法文件。

4. 检查设定的各项参数无误后，开始运行仪器，平衡色谱柱。

5. 查看基线和柱压，并在基线和柱压平稳后将基线调零。

6. 录入样品信息后，进样、采集图谱（单次运行或批处理）并进行数据处理。

7. 实验结束后，可先关闭检测器。分别更换90%水相、10%水相清洗管路和色谱柱各30min，并将色谱柱保存在色谱纯甲醇中。注：实验开始前也需用色谱纯甲醇润洗色谱柱15min左右，再将流动相更换为分析所需，此项操作针对反相色谱柱。

8. 关闭高效液相色谱工作站，关闭高效液相色谱仪电源、电脑。

四、项目实施

（一）仪器设备

电子天平、超声仪、高效液相色谱仪、十八烷基硅烷键合硅胶填充柱、高效液相色谱进样针、研钵、50ml容量瓶、5ml刻度吸管、漏斗、滤纸、液相进样瓶。

（二）试剂试药

纯化水、甲醇（色谱纯）、乙腈（色谱纯）、地塞米松（对照品）、地塞米松片。

（三）实施过程

1. 开机、设置仪器参数

点击电脑桌面图标进入色谱工作站界面，单击工作站界"参数设置"图标，设置停止时间、延迟时间（开始记录采集信号的时间）等，并在"常规参数"下设置流动相流速、检测波长、柱温等，并保存为方法文件。

2. 处理数据并计算理论塔板数（n）和分离度（R）

$$n = 16\left(t_R/W\right)^2 \qquad (14-1)$$

式中，t_R为地塞米松色谱峰保留时间，W为地塞米松色谱峰峰宽。

$$R = 2\,(t_{R_2} - t_{R_1})\,/\,(W_1 + W_2) \tag{14-2}$$

式中，t_{R_1} 与 t_{R_2} 分别为倍他米松峰与地塞米松峰的保留时间，W_1 与 W_2 分别为倍他米松峰与地塞米松峰的峰宽。

处理实训老师采集好的"色谱条件与系统适用性试验"图谱，获取相关数据。

3. 供试品溶液的配制，进样、采集图谱、处理图谱并计算供试品标示百分含量

（1）录入样品信息 在"样品名称"方框处填写待分析样品名，如"地塞米松片供试品溶液"；在"样品信息"方框处填写样品批号、来源等信息；在"数据文件"方框处填写数据文件名，即选择数据文件保存位置以便保存采集图谱和方便"再解析"或离线处理图谱时查找相关图谱，此文件名在同一文件夹下具有唯一性，故每次分析时需分别命名，或者选择"自动递增"复选框自动累积编号。

（2）进样并采集数据 仪器状态显示"准备就绪（待机）"、基线平稳后调零，录入样品信息，用高效液相色谱进样针在进样口注入规定体积样品，点击"开始"图标，采集样品图谱，此时仪器状态显示变为"运行"。

（3）处理图谱 点击电脑桌面"再解析"或离线分析图标进入图谱处理、数据分析界面。可设置"积分参数"以确定色谱峰积分的起点和终点；设定"最小峰面积"以确定自动积分的阈值，即色谱峰小于此面积则不积分；也可利用"手动积分"工具栏手动确定色谱峰积分的起点和终点，以使峰面积积分结果更为合理。

（4）计算供试品标示百分含量

$$C_X = C_S \times A_X / A_S \tag{14-3}$$

式中，C_X 为供试品溶液中待测成分的浓度，A_X 为供试品溶液中待测成分峰面积（或峰高）；C_S 为对照品溶液中待测成分的浓度，A_S 为对照品溶液中待测成分的峰面积（或峰高）。

$$地塞米松片标示量\% = (C_X \times V \times W_{均} \times 100\%)\,/\,(m \times W_{标}) \tag{14-4}$$

式中，C_X 为供试品溶液中待测成分的浓度，V 为供试品溶液的体积，$W_{均}$ 为平均片重，m 为供试品的称样量，$W_{标}$ 为片剂标示量。

将地塞米松片标示百分含量与规定值进行比较以判断是否符合标准，并做出结论。

五、数据记录与处理

	第一份	第二份
标示量百分含量（%）		
平均值（%）		
规定值		
结论		

六、考核评价

表14-1　HPLC法测定地塞米松片含量考核评分表（考核时间40min）

考核内容	分值	评分细则	实得分
职业素养与操作规范（20分，违反考场纪律，不听劝告，影响恶劣，本大项记0分）	5	工作服穿着规范，双手洁净，不染指甲，不留长指甲，不披发得5分	
	5	遵守考场纪律得5分	
	5	回答问题沉着、冷静得5分	
	5	答卷整洁、字迹工整得5分	
技能（80分，违反操作规程，造成仪器严重损坏者，或篡改实验，本大项0分）	10	回答高效液相色谱仪组成、色谱柱类型得10分	
	5	解释高效液相色谱图特征值得5分	
	20	规范完成供试品溶液配制得20分	
	10	正确计算理论塔板数、分离度得10分	
	20	规范完成测定得20分	
	10	正确计算标示百分含量得10分	
	5	按时完成得5分	
合计			

七、观察与思考

1. 高效液相色谱法测定地塞米松的原理是什么？

2. 外标法与内标法的区别及注意事项有哪些？

3. 高效液相色谱仪检测器的开关的时间与高压泵有何不同，为什么？

4. 高效液相色谱法改善分离度的方法有哪些？

任务2　GC法测定维生素E片含量

一、任务背景

气相色谱法是药物分析的手段之一，特别是在挥发性成分测定方面应用广泛，熟练使用气相色谱仪及掌握相关测定方法是药物分析课程的重要教学目标。

二、任务书

学生角色	检验员
工作任务	测定维生素E片含量
项目情景	掌握必备知识，准备仪器试剂，配制供试品溶液，测定及处理数据、撰写报告。
任务描述	根据任务将全班人数分成3组，每组实行组长负责制，组长写出任务分配方案。每组按要求完成2份供试品溶液的配制，并进行测定、谱图分析、数据处理和撰写报告
目标要求	1. 掌握气相色谱仪的操作方法 2. 掌握内标法加校正因子测定维生素E片含量

三、相关知识

（一）维生素E及维生素E片含量测定方法

1. 维生素E含量测定

（1）色谱条件与系统适用性试验　用硅酮（OV-17）为固定液，涂布浓度为2%的填充柱，或用100%二甲基聚硅氧烷为固定液的毛细管柱；柱温为265℃。理论板数按维生素E峰计算不低于500（填充柱）或5000（毛细管柱），维生素E峰与内标物质峰的分离度应符合要求。

（2）校正因子的测定　取正三十二烷适量，加正己烷溶解并稀释成每1ml中含1.0mg的溶液，作为内标溶液。另取维生素E对照品约20mg，精密称定，置棕色具塞瓶中，精密加内标溶液10ml，密塞，振摇使溶解，作为对照品溶液，取1~3μl注入气相色谱仪，计算校正因子。

（3）测定法　取本品约20mg，精密称定，置棕色具塞瓶中，精密加内标溶液10ml，密塞，振摇使溶解，作为供试品溶液；取1~3μl注入气相色谱仪，测定，计算，即得。

2. 维生素E片含量测定

取本品20片，精密称定，研细，精密称取适量（约相当于维生素 E 20mg），置棕色具塞锥形瓶中，照维生素 E 含量测定项下的方法，精密加内标溶液10ml，密塞，振摇使维生素E溶解，静置，作为供试品溶液，取上清液1～3μl注入气相色谱仪，并依法测定校正因子，计算，即得。

本品含维生素 E 应为标示量的90.0%～110.0%。

（二）气相色谱分析简要操作流程

气相色谱仪结构示意图如图14-2所示。

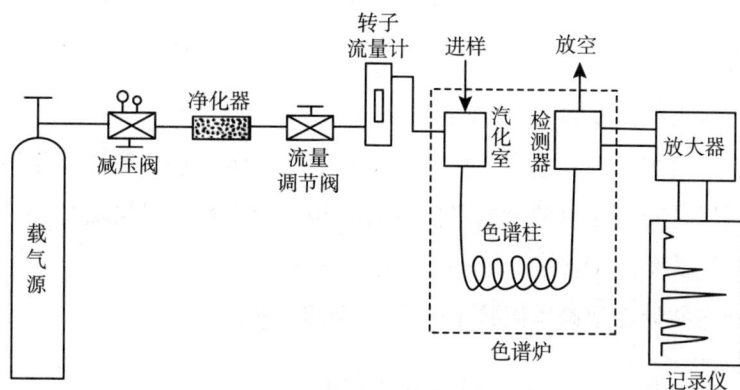

图14-2 气相色谱仪结构示意图

1. 检查仪器各部件是否正常，各部件是否安装并连接好，检查仪器的电源开关均应处于"关"的位置。确定色谱柱适合本次实训。

2. 打开载气（常用氮气）的气源阀门，调节表头上的减压阀，使载气流速控制在所需要的流速值。打开电脑、气相色谱仪的电源开关，待自检完毕并显示正常后，打开气相色谱工作站。

如果使用FID检测器，还需要将氢气和空气的气源打开，并点火。

3. 根据样品的性质，在工作站中或仪器中输入分析参数，如汽化室温度，检测器温度，柱温，分析时间等，并保存为方法文件。

4. 检查设定的各项参数无误后，开始运行仪器。

5. 待各项参数均达到预设值时，查看基线并在基线平稳后调零。

6. 录入样品信息后，进样、采集图谱（单次运行或批处理）并进行数据处理。

7. 实验结束后，先关闭加热装置（如果使用FID检测器，则首先应该关闭氢气阀），当仪器的主要加热元件（如进样口、色谱柱、检测器等）降到室温方可关掉载气。

8.关闭气相色谱工作站，关闭气相色谱仪电源、电脑。

四、项目实施

（一）仪器设备

电子天平、研钵、气相色谱仪、硅酮（OV – 17）填充柱、气相色谱进样针、10ml棕色具塞瓶、50 ml容量瓶、10 ml移液管。

（二）试剂试药

正三十二烷（内标）、正己烷（色谱纯）、维生素E（对照品）、维生素E片。

（三）实施过程

1.开机、设置仪器参数

点击电脑桌面图标进入色谱工作站界面，单击工作站界"参数设置"图标，设置停止时间、延迟时间（开始记录采集信号的时间）等，并在"常规参数"下设置汽化室温度，检测器温度，柱温等，并保存为方法文件。

2.处理数据并计算理论塔板数（n）和分离度（R）

$$n = 16 \left(t_R/W \right)^2 \tag{14-5}$$

式中，t_R为维生素E色谱峰保留时间，W为维生素E色谱峰峰宽。

$$R = 2 \left(t_{R2} - t_{R1} \right) / \left(W_1 + W_2 \right) \tag{14-6}$$

式中，t_{R_1}与t_{R_2}分别为内标物质峰与维生素E峰的保留时间，W_1与W_2分别为内标物质峰与维生素E峰的峰宽。

处理实训老师采集好的"色谱条件与系统适用性试验"图谱，获取维生素E与内标物质峰各相关数据。

3.处理数据并计算校正因子（f）

$$f = \left(A_S \times C_R \right) / \left(A_R \times C_S \right) \tag{14-7}$$

式中，A_S为内标物质的峰面积（或峰高），A_R为对照品的峰面积（或峰高）；C_S为内标物质的浓度，C_R为对照品的浓度。

处理实训老师采集好的"校正因子测定"图谱，获取维生素E与内标物质峰面积数据。

4. 供试品溶液的配制，进样、采集图谱、处理图谱并计算供试品标示百分含量

（1）录入样品信息　在"样品名称"方框处填写待分析样品名，如"维生素E片供试品溶液"；在"样品信息"方框处填写样品批号、来源等信息；在"数据文件"方框处填写数据文件名，即选择数据文件保存位置以便保存采集图谱和方便"再解析"或离线处理图谱时查找相关图谱，此文件名在同一文件夹下具有唯一性，故每次分析时需分别命名，或者选择"自动递增"复选框自动累积编号。

（2）进样并采集数据　仪器状态显示"准备就绪（待机）"、基线平稳后调零，录入样品信息，用气相色谱进样针在进样口注入规定体积样品，点击"开始"图标，采集样品图谱，此时仪器状态显示变为"运行"。

（3）处理图谱　点击电脑桌面"再解析"或离线分析图标进入图谱处理、数据分析界面。可设置"积分参数"以确定色谱峰积分的起点和终点；设定"最小峰面积"以确定自动积分的阈值，即色谱峰小于此面积则不积分；也可利用"手动积分"工具栏手动确定色谱峰积分的起点和终点，以使峰面积积分结果更为合理。

（4）计算供试品标示百分含量

$$C_X = f \times C_S \times A_X / A_S \tag{14-8}$$

式中，f为校正因子，C_X为供试品溶液中待测成分的浓度，A_X为供试品溶液中待测成分峰面积（或峰高）；C_S为内标物质的浓度，A_S为内标物质的峰面积（或峰高）。

$$维生素E片标示量\% = (C_X \times V \times W_均 \times 100\% / (m \times W_标) \tag{14-9}$$

式中，C_X为供试品溶液中待测成分的浓度，V为供试品溶液的体积，$W_均$为平均片重，m为供试品的称样量，$W_标$为片剂标示量。

将维生素E片标示百分含量与规定值进行比较以判断是否符合标准，并做出结论。

五、数据记录与处理

	第一份	第二份
标示量百分含量（%）		
平均值（%）		
规定值		
结论		

六、考核评价

表14-2　GC法测定维生素E片含量考核评分表（考核时间40min）

考核内容	分值	评分细则	实得分
职业素养与操作规范（20分，违反考场纪律，不听劝告，影响恶劣，本大项记0分）	5	工作服穿着规范，双手洁净，不染指甲，不留长指甲，不披发得5分	
	5	遵守考场纪律得5分	
	5	回答问题沉着、冷静得5分	
	5	答卷整洁、字迹工整得5分	
技能（80分，违反操作规程，造成仪器严重损坏者，或篡改实验，本大项记0分）	10	回答气相色谱仪组成、色谱柱类型得10分	
	5	解释气相色谱图特征值得5分	
	20	规范完成供试品溶液配制得20分	
	10	正确计算理论塔板数、分离度、校正因子得10分	
	20	规范完成测定得20分	
	10	正确计算标示百分含量得10分	
	5	按时完成得5分	
合计			

七、观察与思考

1. 气相色谱法测定维生素E的原理？

2. 气相色谱法测定维生素E含量时为什么使用内标法？

3. 气相色谱仪的开关机顺序有何不同，为什么？

模块六　综合实训与设计性实验

项目十五　水杨酸的质量检测

一、项目背景

水杨酸通常会出现在抑制皮脂分泌、消炎抗痘的产品中，作为一种脂溶性的有机酸，它可以轻松瓦解肌肤表面多余的皮脂，同时抑制皮脂过量分泌，对于因皮脂堵塞形成的角栓、痘痘有较强的溶解作用，改善毛囊壁不洁净的状态，帮助皮脂从毛孔中顺利排除，同时借由抑菌的特性快速收干痘痘，因此可以起到控油抗痘的功效。另外还有促进肌肤新陈代谢、帮助淡化斑点和抗老化的作用。水杨酸是一种应用广泛的原料药，与人民群众的生活息息相关，因此对水杨酸的检测显得尤为重要。

二、任务书

学生角色	检验员
工作任务	水杨酸的质量检测
项目情景	受某单位委托，对一批水杨酸进行质量检测，并判断是否达到质量标准要求
任务描述	以小组为单位，查阅药典经讨论并制定检测方案，依据标准进行检测并判断结果。
目标要求	1. 掌握水杨酸的质量检测方法 2. 及时记录，正确处理数据并判断结果，填写报告

三、相关知识

1. 水杨酸的简介

水杨酸又名柳酸，可从柳树皮中提取，白色针状结晶或结晶性粉末，是一种重要的精细化工原料。在医药工业中，水杨酸本身就是一种用途极广的消毒防腐剂。

2.基本原理

水杨酸分子中含有酚羟基，可与三氯化铁反应显紫堇色，可利用此性质进行鉴别。水杨酸的合成一般以苯酚为原料，生产过程中由于反应不完全或有副反应发生，会引入4–羟基苯甲酸、4–羟基间苯二甲酸、苯酚等特殊杂质称为"有关物质"，《中国药典》采用高效液相色谱法检查。水杨酸分子中具有游离羧基（—COOH），显弱酸性，可与碱发生中和反应，可用氢氧化钠滴定液直接滴定测定其含量。

3.水杨酸检验项目和检验方法

【性状】 本品为白色细微的针状结晶或白色结晶性粉末；无臭或几乎无臭。

【鉴别】 （1）本品的水溶液，加三氯化铁试液1滴，即显紫堇色。

（2）本品的红外光吸收图谱应与对照的图谱（光谱集57图）一致。

【检查】 有关物质 取本品0.5g，精密称定，置100ml量瓶中，加流动相溶解并稀释至刻度，作为供试品溶液；精密量取1ml，置50ml量瓶中，用流动相稀释至刻度，摇匀，再精密量取1ml，置10ml量瓶中，用流动相稀释至刻度，摇匀，作为对照溶液。取4–羟基苯甲酸、4–羟基间苯二甲酸与苯酚对照品各适量，加流动相溶解并稀释制成每1ml中分别约含4–羟基苯甲酸5μg、4–羟基间苯二甲酸2.5μg与苯酚1μg的混合溶液，作为对照品溶液。照高效液相色谱法（通则0512）测定，用十八烷基硅烷键合硅胶为填充剂；以甲醇–水–冰醋酸（60：40：1）为流动相；检测波长为270nm。精密量取对照品溶液、供试品溶液与对照溶液各20μl，分别注入液相色谱仪，记录色谱图至主成分峰保留时间的2倍。供试品溶液色谱图中如有与对照品溶液中保留时间一致的色谱峰，按外标法以峰面积计算，4–羟基苯甲酸不得过0.1%，4–羟基间苯二甲酸不得过0.05%，苯酚不得过0.02%；其他单个杂质峰面积不得大于对照溶液主峰面积的0.25倍（0.05%）；各杂质的和不得大于0.2%。

炽灼残渣 不得过0.1%（通则0841）。

重金属 取本品1.0g，加乙醇23ml溶解后，加醋酸盐缓冲液（pH 3.5）2ml，依法检查（通则0821第一法），含重金属不得过百万分之十。

【含量测定】 取本品约0.3g，精密称定，加中性稀乙醇（对酚酞指示液显中性）25ml溶解后，加酚酞指示液3滴，用氢氧化钠滴定液（0.1mol/L）滴定。每1ml氢氧化钠滴定液（0.1mol/L）相当于13.81mg的$C_7H_6O_3$。《中国药典》规定：本品含$C_7H_6O_3$不得少于99.5%。

四、项目实施

1. 分析方法的确认

查阅现行版《中国药典》，根据实验室现有设备及药品性质，确认水杨酸检验项目和检验方法。

2. 仪器设备

试管、胶头滴管、红外分光光度计、《中国药典》、《药品红外光谱集》、电子天平、药匙、称量纸、容量瓶、移液管、高效液相色谱仪、液相进样瓶、色谱柱、坩埚、坩埚钳、马弗炉、干燥器、烧杯、纳氏比色管、锥形瓶、量筒、碱式（或两用）滴定管、滴定台、滴定管夹、洗瓶、洗耳球等。

3. 试剂试药

水杨酸、三氯化铁试液、4-羟基苯甲酸对照品、4-羟基间苯二甲酸对照品、苯酚对照品、甲醇、纯化水、冰醋酸、硫酸、乙醇、醋酸盐缓冲液（pH 3.5）、硫代乙酰胺、标准铅溶液、中性稀乙醇、酚酞指示液、氢氧化钠滴定液（0.1mol/L）、凡士林等。

4. 实施过程

（1）洗涤　洗涤所用玻璃仪器备用。

（2）检查　检查红外分光光度计、高效液相色谱仪，开机预热半小时；检查电子天平、高温炉是否使用良好。

（3）性状　仔细观察记录水杨酸的外观。

（4）化学鉴别　取本品少量加水溶解，加三氯化铁试液1滴，观察记录现象。

（5）红外光谱鉴别　见通则0402，对比本品的红外光吸收图谱与对照图谱（光谱集57图）是否一致。

（6）有关物质检查　取本品0.5g，精密称定，置100ml量瓶中，加流动相溶解并稀释至刻度，作为供试品溶液；精密量取1ml，置50ml量瓶中，用流动相稀释至刻度，摇匀，再精密量取1ml，置10ml量瓶中，用流动相稀释至刻度，摇匀，作为对照溶液。取4-羟基苯甲酸、4-羟基间苯二甲酸与苯酚对照品各适量，加流动相溶解并稀释制成每1ml中分别含有4-羟基苯甲酸5μg、4-羟基间苯二甲酸2.5μg与苯酚1μg的混合溶液，作为对照品溶液。照高效液相色谱法（通则0512）测定，用十八烷基硅烷键合硅胶为填充剂；以甲醇-水-冰醋酸（60∶40∶1）为流动相；检测波长为270nm。精密量取对照品溶液、供试品溶液与对照溶液各20μl，分别注入液相色谱仪，记录色谱图至主成分峰保留时间的2倍。供试品溶液色谱图中如有与对照品溶液中保留时间一致的色谱峰，按外标法计算峰面积。

（7）炽灼残渣检查　见通则0841。

（8）重金属　取本品1.0g，加乙醇23ml溶解后，加醋酸盐缓冲液（pH 3.5）2ml，依法检查（通则0821第一法）。

（9）含量测定　取本品约0.3g，精密称定，加中性稀乙醇（对酚酞指示液显中性）25ml溶解后，加酚酞指示剂3滴，用氢氧化钠滴定液（0.1mol/L）滴定。平行测定2份，求平均值。

五、数据记录与处理

样品名称：　　　　　规格：　　　　　批号：　　　　　生产厂家：

【性状】

本品为：_____。

【鉴别】

1. 与三氯化铁反应，现象为：_____；

2. 红外光吸收图谱与对照的图谱比较结果：_____。

【检查】

有关物质：_____；

炽灼残渣：_____；

重金属：_____。

【含量测定】

天平型号：_____　　　测定室温：_____℃

规定：本品含 $C_7H_6O_3$ 应为_____

$F=$　　　　　　　　　　$T=$

供试品称量值　$m_1=$_____ g　$m_2=$_____ g

滴定液体积　$V_1=$_____ml　$V_2=$_____ml

计算公式：

含量%=

含量$_1$%=

含量$_2$%=

平均值 =

结论：_____规定

六、实训报告

检品名称：　　　　　　　规格：　　　　　　批号：　　　　　　　生产厂家：

检验项目	标准规定	检验结果（及单项结论）
【性状】		
【鉴别】		
（1）化学反应		
（2）红外鉴别		
【检查】		
（1）有关物质		
（2）炽灼残渣		
（3）重金属		
【含量测定】		

结论：

七、考核评价

表15-1　水杨酸的含量测定考核评分表（考核时间40min）

考核内容	分值	评分细则	实得分
职业素养与操作规范（20分）	5	工作服穿着规范、双手洁净，不染指甲，不留长指甲、不披发。不合要求，每处扣2分，扣完为止	
	5	清查给定的试剂、仪器等。不合要求，每处扣2分，扣完为止	
	5	爱护仪器，不浪费试剂，及时记录实验数据。不合要求，每处扣2分，扣完为止	
	5	操作完毕后将仪器、试剂等清理复位。不合要求，每处扣2分，扣完为止	
技能（80分）	4	药品转移至锥形瓶中得4分	
	3	量筒使用规范得3分	
	5	溶解药品得5分	
	3	加入指示剂得3分	
	5	装滴定液得5分	
	6	赶气泡、调零得6分	
	3	滴定时左手控制滴定管阀门规范得3分	
	3	滴定过程中右手均匀振摇锥形瓶得3分	
	5	控制滴定速度得5分	
	5	判断滴定终点得5分	
	3	终点读数得3分	

续表

考核内容	分值	评分细则	实得分
技能 （80分）	5	操作连贯得5分	
	6	代入公式正确得6分	
	9	结果计算准确得9分	
	5	测定结果与药典标准比较，结论正确得5分	
	10	准确度（与实际值比较）：≤ ±0.2%得10分；>±0.2% ~ ≤±0.4%得8分； >±0.4% ~ ≤±0.6%得5分；>±0.6% ~ ≤±1.0%得2分；>±1.0%以上得0分	
合计			

八、观察与思考

1. 如何配制中性稀乙醇？为什么要用中性稀乙醇溶解样品？

2. 水杨酸可否采用其他方法进行含量测定？其测定原理是什么？

项目十六 维生素B₁片的质量检测

一、项目背景

金针菇、山竹、三文鱼、香肠、大麦、冬虫夏草，这些种类各不相同的食物，看似毫无关联却有一个共同特点，那就是含有丰富的维生素B₁。维生素B₁缺乏时，可引起多种神经炎症，如脚气病，所以维生素B₁又称抗神经炎维生素或抗脚气病维生素。维生素B₁是很常见的一种药物，下面介绍它的质量检测。

二、任务书

学生角色	检验员
工作任务	维生素B₁片的质量检测
项目情景	受某单位委托，对一批维生素B₁片进行质量检测，并判断是否达到质量标准要求
任务描述	以小组为单位，查阅药典经讨论并制定检测方案，依据标准进行检测并判断结果。
目标要求	1.掌握维生素B₁片的质量检测方法 2.及时记录，正确处理数据并判断结果，填写报告

三、相关知识

1.维生素B₁的简介

维生素B_1是由氨基嘧啶环和噻唑环通过亚甲基连接而成的季铵化合物，噻唑环上季铵及嘧啶环上氨基均为碱性基团，药物为它们的盐酸盐。所以维生素B_1又称盐酸硫胺，维生素B_1片，用于预防和治疗维生素B_1缺乏症，如脚气病、神经炎、消化不良等。

2.基本原理

维生素B_1结构中的噻唑环在碱性介质中可开环，与嘧啶环上的氨基环合，被铁氰化钾氧化成硫色素。硫色素溶于正丁醇或异丁醇中，显蓝色荧光，可利用此反应进行鉴别；另外，维生素B_1结构中含有氯离子，显氯化物的鉴别反应。维生素B_1分子中有共轭双键，在紫外区有特征吸收，其吸收峰波长随溶液pH的变化而变化，在pH=2的溶液中，在246nm波长处有最大吸收，《中国药典》采用紫外–可见分光光度法测定维生素B_1片的含量。

3.维生素B₁片检验项目和检验方法

【性状】　本品为白色片。

【鉴别】（1）取本品细粉适量，加水搅拌，滤过，滤液蒸干后，加氢氧化钠试液2.5ml，加铁氰化钾试液0.5ml与正丁醇5ml，强力振摇2min，放置使分层，上面的醇层显强烈的蓝色荧光；加酸使成酸性，荧光即消失；再加碱使成碱性，荧光又显出。

（2）取本品细粉适量，加水搅拌，滤过，滤液蒸干后，加水溶解，显氯化物鉴别（1）的反应（通则0301）。

【检查】　**有关物质**　取本品细粉适量，加流动相适量，振摇使维生素B_1溶解，用流动相稀释制成每1ml中含维生素$B_1$1mg的溶液，滤过，取续滤液作为供试品溶液；精密量取1ml，置100ml量瓶中，用流动相稀释至刻度，摇匀，作为对照溶液。照维生素B_1有关物质项下的方法试验，供试品溶液色谱图中如有杂质峰，各杂质峰面积的和不得大于对照溶液主峰面积的1.5倍（1.5%）。

其他　应符合片剂项下有关的各项规定（通则0101）。

【含量测定】　取本品20片，精密称定，研细，精密称取适量（约相当于维生素$B_1$25mg），置100ml量瓶中，加盐酸溶液（9→1000）约70ml，振摇15min使维生素B_1溶解，用上述溶剂稀释至刻度，摇匀，用干燥滤纸滤过，精密量取续滤液5ml，置另一100ml量瓶中，再加上述溶剂稀释至刻度，摇匀，照紫外－可见分光光度法（通则0401），在246nm的波长处测定吸光度。按$C_{12}H_{17}ClN_4OS \cdot HCl$的吸收系数（$E_{1cm}^{1\%}$）为421计算，即得。《中国药典》规定，维生素$B_1$片的含量应为标示量的90.0%～110.0%。

四、项目实施

1. 分析方法的确认

翻阅现行版《中国药典》，根据实验室现有设备及药品性质，确认维生素B_1片检验项目和检验方法。

2. 仪器设备

研钵、药匙、称量纸、洗瓶、电子分析天平、玻璃漏斗、玻璃棒、滤纸、锥形瓶、烧杯、刻度吸管、洗耳球、容量瓶、胶头滴管、高效液相色谱仪、液相小瓶、色谱柱、紫外－可见分光光度计、石英比色皿、升降式崩解仪。

3. 试剂试药

维生素B_1片、纯化水、氢氧化钠试液、铁氰化钾试液、正丁醇、稀硝酸、硝酸银、氨试液、甲醇、乙腈、0.02mol/L庚烷磺酸钠、1%三乙胺、磷酸、盐酸溶液（9→1000）。

4. 实施过程

（1）洗涤　洗涤所用玻璃仪器备用。

（2）检查仪器　检查紫外－可见分光光度计、高效液相色谱仪，开机预热半小时；检查电子天平、升降式崩解仪是否使用良好。

（3）性状　仔细观察记录维生素B_1片的外观。

（4）化学鉴别　取本品细粉适量，加水搅拌，滤过，滤液蒸干。①取残渣约5mg，加氢氧化钠试液2.5ml，加铁氰化钾试液0.5ml与正丁醇5ml，强力振摇2min，放置使分层，观察上面的醇层所呈现象；加酸使成酸性，观察现象；再加碱使成碱性，观察现象。②取残渣少许，加水溶解，加稀硝酸使成酸性后，滴加硝酸银试液，观察现象。如产生沉淀，分离沉淀，沉淀中加氨试液，观察现象，再加稀硝酸酸化后，观察现象。

（5）有关物质检查　取本品细粉适量，加流动相适量，振摇使维生素B_1溶解，用流动相稀释制成每1ml中含维生素$B_1$1mg的溶液，滤过，取续滤液作为供试品溶液；精密量取1ml，置100ml量瓶中，用流动相稀释至刻度，摇匀，作为对照溶液。照高效液相色谱法（通则0512）实验，用十八烷基硅烷键合硅胶为填充剂，以甲醇－乙腈－0.02mol/L庚烷磺酸钠溶液（含1%三乙胺，用磷酸调节pH值至5.5）

（9：9：82）为流动相，检测波长为254nm，理论板数按维生素B$_1$峰计算不低于2000，维生素B$_1$峰与相邻峰的分离度均应符合要求。精密量取供试品溶液与对照溶液各20μl分别注入液相色谱仪，记录色谱图至主峰保留时间的3倍。供试品溶液色谱图中如有杂质峰，计算各杂质峰面积的和，应不得大于对照溶液主峰面积的1.5倍（1.5%）。

（6）重量差异　详见通则0101。

（7）崩解时限　详见通则0101。

（8）含量测定　取本品20片，精密称定，研细，精密称取适量（约相当于维生素B$_1$25mg），置100ml量瓶中，加盐酸溶液（9→1000）约70ml，振摇15min使维生素B$_1$溶解，用上述溶剂稀释至刻度，摇匀，用干燥滤纸滤过，精密量取续滤液5ml，置另一100ml量瓶中，再加上述溶剂稀释至刻度，摇匀，照紫外-可见分光光度法（通则0401），在246nm的波长处测定吸光度。按C$_{12}$H$_{17}$ClN$_4$OS·HCl的吸收系数（$E_{1cm}^{1\%}$）为421计算。平行测定二份，求平均值。

五、数据记录与处理

样品名称：　　　　规格：　　　　批号：　　　　生产厂家：

【性状】

本品为：_____

【鉴别】

1.化学鉴别之一，硫色素反应现象为：_____

2.化学鉴别之二，氯化物鉴别现象为：_____

【检查】

有关物质：_____

重量差异：_____

崩解时限：_____

【含量测定】

天平型号：_____

20片总重：_____

样品粉末重（g）　$m_1=$　　　　　　　$m_2=$

《中国药典》规定：本品含维生素B$_1$应为标示量的_____

初配溶液体积（ml）$V=$　　　　　稀释倍数$D=$

133

紫外–可见分光光度计型号：_____ 测定波长：____

百分吸收系数

吸光度 $A_1=$ $A_2=$

计算公式：

标示量$_1$%=

标示量$_2$%=

平均值 =

结论：_____规定

六、实训报告

检品名称：   规格：   批号：   生产厂家：

检验项目	标准规定	检验结果（及单项结论）
【性状】		
【鉴别】 化学鉴别之一 化学鉴别之二		
【检查】 有关物质 重量差异 崩解时限		
【含量测定】		

结论：

七、考核评价

表16-1　维生素B$_1$片的含量测定考核评分表（考核时间40min）

考核内容	分值	评分细则	实得分
职业素养与 操作规范 （20分）	5	工作服穿着规范、双手洁净，不染指甲，不留长指甲、不披发。不合要求，每处扣2分，扣完为止	
	5	清查给定的试剂、仪器等。不合要求，每处扣2分，扣完为止	
	5	爱护仪器，不浪费试剂，及时记录实验数据。不合要求，每处扣2分，扣完为止	
	5	操作完毕后将仪器、试剂等清理复位。不合要求，每处扣2分，扣完为止	

续表

考核内容	分值	评分细则	实得分
	3	清洗容量仪器得3分	
	3	片剂研成粉末、取样得3分	
	3	转移得3分	
	2	加盐酸溶液（9→1000）溶解、振摇得2分	
	3	稀释、定容得3分	
	3	过滤得3分	
	3	精密量取续滤液得3分	
	4	稀释、定容得4分	
	4	选择光源与比色皿得4分	
技能（80分）	2	设定参数得2分	
	6	使用比色皿得6分	
	3	空白校正得3分	
	3	测量供试品溶液得3分	
	3	读取数据得3分	
	5	操作连贯得5分	
	6	代入公式正确得6分	
	9	结果计算准确得9分	
	5	测定结果与药典标准比较，结论正确得5分	
	10	准确度（与规定的标示量范围比较）：在规定范围内得10分；>±1% ~ ≤±2%得5分；>±2% ~ ≤±5%得2分；>±5%以上得0分	
合计			

八、观察与思考

1. 维生素 B_1 片含量测定时为何使用盐酸溶液（9→1000）作为溶剂？

2. 维生素 B_1 片可否采用其他方法进行含量测定？其测定原理是什么？

项目十七　葡萄糖注射液的质量检测

一、项目背景

汶川大地震中，有很多人被困数天，当被营救出来的时候，医护人员会为这些人注射一定量的葡萄糖氯化钠注射液补充体内的热量及水分。葡萄糖注射液的适应证为补充能量和体液，用于各种原因引起的进食不足或大量体液丢失（如呕吐、腹泻等），全静脉内营养，饥饿性酮症，低血糖症等。注射液直接进入人体内，属于高风险品种，质量控制要求也最严格。

二、任务书

学生角色	检验员
工作任务	葡萄糖注射液的质量检测
项目情景	受某单位委托，对一批葡萄糖注射液进行质量检测，并判断是否达到质量标准要求
任务描述	以小组为单位，查阅药典经讨论并制定检测方案，依据标准进行检测并判断结果
目标要求	1.掌握葡萄糖注射液的质量检测方法 2.及时记录，正确处理数据并判断结果，填写报告

三、相关知识

1.葡萄糖注射液简介

本品为葡萄糖或无水葡萄糖的灭菌水溶液，为无色或几乎无色的澄明液体。含葡萄糖（$C_6H_{12}O_6 \cdot H_2O$）应为标示量的 95.0% ~ 105.0%。有如下24种规格：①10ml：1g；②10ml：2g；③10ml：5g；④20ml：5g；⑤20ml：10g；⑥50ml：2.5g；⑦50ml：5g；⑧100ml：5g；⑨100ml：10g；⑩100ml：50g；⑪200ml：10g；⑫250ml：12.5g；⑬250ml：25g；⑭250ml：50g；⑮250ml：62.5g；⑯250ml：100g；⑰250ml：125g；⑱300ml：15g；⑲500ml：25g；⑳500ml：50g；㉑500ml：125g；㉒1000ml：50g；㉓1000ml：100g；㉔1000ml：250g。贮藏：密闭保存。

2.基本原理

葡萄糖具有还原性，能还原碱性酒石酸铜生成红色氧化亚铜沉淀，可以利用此性质鉴别。葡萄糖注射液生产中经高温灭菌，易分解产生对人体有害的杂质5-羟甲基糠醛，5-羟甲基糠醛具有共轭双键，在284nm处有最大吸收，而药物在此波长处无吸收，据此用分光光度法检查5-羟甲基糠醛限量。

葡萄糖具有手性碳，具有旋光性，可采用旋光法测定葡萄糖注射液的含量。

3.葡萄糖注射液检验项目和检验方法

【性状】 本品为无色或几乎无色的澄明液体。

【鉴别】　取本品，缓缓滴入微温的碱性酒石酸铜试液中，即生成氧化亚铜的红色沉淀。

【检查】pH值　取本品或本品适量，用水稀释制成含葡萄糖为5%的溶液，每100ml加饱和氯化钾溶液0.3ml，依法检查（通则0631），pH值应为3.2~6.5。

5-羟甲基糠醛　精密量取本品适量（约相当于葡萄糖1.0g），置100ml量瓶中，用水稀释至刻度，摇匀，照紫外-可见分光光度法（通则0401），在284nm的波长处测定，吸光度不得大于0.32。

重金属　取本品适量（约相当于葡萄糖3g），必要时，蒸发至约20ml，放冷，加醋酸盐缓冲液（pH 3.5）2ml与水适量使成25ml，依法检查（通则0821第一法），按葡萄糖含量计算，含重金属不得过百万分之五。

细菌内毒素　取本品，依法检查（通则1143），每1ml中含内毒素的量应小于0.50EU。

无菌　取本品，采用薄膜过滤法，以金黄色葡萄球菌为阳性对照菌，依法检查（通则1101），应符合规定。

其他　应符合注射剂项下有关的各项规定（通则0102）。包括装量、可见异物、不溶性微粒等检查项目。

【含量测定】　精密量取本品适量（约相当于葡萄糖10g），置100ml量瓶中，加氨试液0.2ml（10%或10%以下规格的本品可直接取样测定），用水稀释至刻度，摇匀，静置10min，在25℃时，依法测定旋光度（通则0621），与2.0852相乘，即得供试量中含有$C_6H_{12}O_6 \cdot H_2O$的重量（g）。

四、项目实施

1.分析方法的确认

根据实验室现有设备及药品性质，确认葡萄糖注射检验项目和检验方法。

2.仪器设备

试管、pH计、复合电极、温度计、烧杯、量筒、滴管、容量瓶（100ml）、移液管（25ml）、刻度吸管（10ml）、紫外-可见分光光度计、纳氏比色管、洗耳球、胶头滴管、洗瓶、移液管架、自动旋光仪、旋光管等。

3.试剂试药

葡萄糖注射液纯化水、碱性酒石酸铜试液、邻苯二甲酸氢钾标准缓冲溶液、磷酸盐标准缓冲溶液、氯化钾、醋酸盐缓冲液（pH 3.5）、氨试液等。

4. 实施过程

（1）洗涤　洗涤所用玻璃仪器备用。

（2）预热　检查紫外－可见分光光度计、pH计、自动旋光仪，开机预热半小时。

（3）性状　仔细观察记录葡萄糖注射液的外观。

（4）鉴别　取本品，缓缓滴入微温的碱性酒石酸铜试液中，观察记录现象。

（5）pH值检查　按要求配制样品溶液，校准仪器后，将复合电极温度探棒洗净擦干后插入待测溶液中测定并记录，pH值应为3.2～6.5。

（6）5-羟甲基糠醛检查　精密量取本品适量（约相当于葡萄糖1.0g），置100ml量瓶中，用水稀释至刻度，摇匀，照紫外－可见分光光度法（通则0401），在284nm的波长处测定，吸光度不得大于0.32。

（7）重金属检查　取本品适量（约相当于葡萄糖3g），必要时，蒸发至约20ml，放冷，加醋酸盐缓冲液（pH3.5）2ml与水适量使成25ml，依法检查（通则0821第一法），按葡萄糖含量计算，含重金属不得过百万分之五。

（8）装量检查　标示装量≤2ml的单剂量注射液取5支；2ml以上至50ml的取3支。擦净瓶外壁，轻弹瓶颈部使液体全部落下，小心开启，将每支内容物分别用相应体积的干燥注射器（包括注射器针头）抽尽，注入量入式量筒（In）内，在室温下检视。结果判断：每支注射液的装量均不少于其标示装量（准确至标示装量的1%）时判为符合规定。50ml以上注射液照最低装量检查法（通则0942）检查。

（9）可见异物检查　详见《中国药典》通则0904。

（10）不溶性微粒检查　通则0903。

（11）含量测定　精密量取本品适量（约相当于葡萄糖10g），置100ml量瓶中，加氨试液0.2ml（10%或10%以下规格的本品可直接取样测定），用水稀释至刻度，摇匀，静置10min，在25℃时，依法测定旋光度（通则0621），与2.0852相乘，即得供试量中含有$C_6H_{12}O_6 \cdot H_2O$的重量（g）。

$$标示量 = \frac{\alpha \times 2.0852 \times 稀释倍数}{标示量} \times 100\%$$

式中，标示量是指100ml溶液中所含一水合葡萄糖的克数。

五、数据记录与处理

样品名称：　　　　　规格：　　　　　批号：　　　　　生产厂家：

【性状】

规定：本品应为无色或几乎无色的澄明液体。

本品为＿＿＿＿＿＿＿＿＿＿＿＿＿＿＿＿＿＿＿＿＿＿＿＿＿

结论：＿＿＿＿＿规定

【鉴别】

化学反应

取本品＿＿＿＿ml，缓缓滴入微温的碱性酒石酸铜试液中，即生成＿＿＿＿＿＿＿＿

结论：＿＿＿＿反应

【检查】

pH值

仪器：＿＿＿＿＿数字式酸度计（编号：＿＿＿＿＿＿＿）　测定室温：＿＿℃

规定：应为3.2～6.5。

依法检查（《中国药典》通则0631）。

样品制备：取本品＿＿ml，加水稀释成＿＿ml，即得。

磷酸盐标准缓冲液　（定位）：（＿＿℃＿＿＿）　＿＿＿　＿＿＿

苯二甲酸盐标准缓冲液（核对）：（＿＿℃＿＿＿）　＿＿＿　＿＿＿

测定值：＿＿＿＿　　　＿＿＿＿

平均值：＿＿＿＿

结果：＿＿＿＿

结论：＿＿＿＿＿规定

5–羟甲基糠醛

仪器：＿＿＿＿紫外–可见分光光度计　（编号：＿＿＿＿）　狭缝：＿＿＿nm

规定：在284nm的波长处测定，吸光度应不得大于0.32。

精密量取本品＿＿＿ml置100ml量瓶中，加水稀释至刻度，摇匀，照紫外–可见分光光度法（《中国药典》通则0401），在284nm的波长处测定。

吸光度为：＿＿＿＿≈＿＿＿＿（见第＿＿页图谱）

结论：＿＿＿＿＿规定

重金属

规定：应不得过百万分之五。

依据：《中国药典》通则0821第一法。

供试品溶液的制备：①取本品＿＿＿ml，加醋酸盐缓冲液（pH3.5）＿＿＿ml与水适量使成_____ml；②取本品_____ml，备用。

标准铅溶液的制备：精密量取贮备液（精密称取硝酸铅 0.1599 g，置 1000 ml量瓶中，加硝酸5 ml与水 50 ml溶解后，用水稀释至刻度，摇匀，_____年___月___日，配制人：_____）___ml，置___ml量瓶中，加水稀释至刻度，摇匀。

取25ml纳氏比色管三支，甲管中加标准铅溶液____ml与醋酸盐缓冲液（pH3.5）____ml，加水稀释成____ml，乙管中加入上述供试品溶液①，丙管中加入上述供试品溶液②____ml，加标准铅溶液____ml与醋酸盐缓冲液（pH3.5）____ml，加水稀释成____ml；分别在甲、乙、丙三管中加入硫代乙酰胺试液各____ml，摇匀，放置____min，同置白纸上，自上向下透视：丙管中显出的颜色_____甲管；乙管中显示的颜色_____甲管。

结论：_____规定

装量

规定：每瓶装量应不少于标示装量。

取本品____支，依法检查（《中国药典》通则0102）将内容物分别用相应体积的干燥注射器及注射器针头抽尽，然后注入经标化的____ml量筒内，在室温下检视。

_____ml　　_____ml　　_____ml

标示装量：_____ml

结论：_____规定

可见异物

仪器：_____澄明度仪

规定：20支供试品中，均应不得检出明显可见异物。如检出微细可见异物的供试品仅有1支，应另取20支同法复试，均不得检出。

取本品，依法检查（《中国药典》通则0904 第一法（灯检法）。

取样数量：____支　　光照度：_____lx　　背景：_____

结果：_____

可见异物检查结果：_____

结论：_____规定

不溶性微粒

仪器：_____微粒分析仪 （编号：_____）

规定：每个供试品容器中含10μm以上的微粒应不得过6000粒，含25μm以上的微粒应不得过600粒。

净化水 ≥10μm的微粒数 _____ 粒/10ml　　≥25μm的微粒数 _____ 粒/10ml

取本品___支，取其中____ml进行检测，依法检查（《中国药典》通则0903），测得

≥10μm的微粒数____粒/__ml　____粒/__ml　____粒/__ml　平均：____粒/__ml

≥25μm的微粒数____粒/__ml　____粒/__ml　____粒/__ml　平均：____粒/__ml

≥10μm的微粒数：_____=_____粒/ml≈_____粒/ml

≥25μm的微粒数：_____=_____粒/ml≈_____粒/ml

结论：_____规定

【含量测定】

仪器：_____ 数字式旋光仪（编号：_____）

规定：含葡萄糖（$C_6H_{12}O_6 \cdot H_2O$）应为标示量的95.0%～105.0%

依据：《中国药典》通则0621　旋光管长度：___dm　温度：___℃

精密量取本品____ml置____ml容量瓶，加氨试液____ml，用水稀释至刻度，摇匀，静置___min，依法测定旋光度，与2.0852相乘，即得供试量中含有葡萄糖（$C_6H_{12}O_6 \cdot H_2O$）的<u>重量</u>（g）

（1）旋光度（α）_____ _____ _____　平均值：_____

（2）旋光度（α）_____ _____ _____　平均值：_____

计算公式：

（1）标示量$_1$%=

（2）标示量$_2$%=

平均值：_____%

结　果：_____%

结论：_____规定

六、实训报告

检品名称：　　　　规格：　　　　批号：　　　　生产厂家：

检验项目	标准规定	检验结果（及单项结论）

结论：

七、观察与思考

1. 旋光法测定葡萄糖注射液含量，如何计算结果？

2. 葡萄糖注射液要求检查哪些安全性项目？

3. 葡萄糖注射液规格 20ml ∶ 5g，精密量取本品适量（约相当于葡萄糖 1.0g），取样体积是多少？如何取样？

项目十八　校外课程综合实训

任务 1 （食品）药品检验研究院见习

一、实训目的

1. 了解各级药品检验研究院的职能、职责和管辖范围。

2. 了解药品检验研究院检品来源及获得方法；了解检品和检验报告书在检验过程中的流程；了解药品检验记录和检验报告书书写的有关规定。了解药品检验研究院所需的设备，精密仪器的保管、使用、维修制度。了解药品检验过程的质量管理。

3. 熟悉药品标准和药物分析技术在药品检验过程中的实际应用。

二、实训场所

药品检验所理化检验室、仪器室、业务科。

三、实训内容

1. 了解实验室试剂、试药的管理；了解标准溶液（滴定液、标准物质溶液）的管理。

2. 了解各种仪器（红外光谱仪、气相色谱仪等）的安装条件及仪器室管理、各种分析仪器的使用操作和简单的维护。

3. 理解实验室计量认证的概念；了解《实验室资质认定评审准则和实验室计量认证的意义。

4. 了解业务管理科在药品检验研究院中的职能。

（1）查询标准　选择提供适当的药品标准。药品检验研究院出具的报告具有法律效力，所以在收到检品的时候选择检验标准必须适当。中国的药品标准包括：中国药典、部（局）颁标准（卫生部）、新药转正标准、中药成方制剂标准、化药和中药的地方标准上升国家标准、进口药品复核标准及注册批文附发标准等。此外，某些企业标准，此类标准一般都高于国家标准

（2）在药品检验所的质量管理体系中业务科也承担了非常重要的职能。

（3）打印并发放检验报告，及时准确地将检验报告发放到目标单位是非常重要的。

5.熟悉药品检验流程、抽样、中国药典、操作规程、检验记录和报告

药品检验所药品质量检验通常分为注册检验、监督检验、委托检验、复核检验、仲裁检验、进口检验及合同检验等。查询相关药品检验研究院的网站，可以获得各种检验类型的工作流程、送检须知、检验申请表及其填写说明等。如图18-1为中国食品药品检定研究院网站上的检验工作流程示意图。

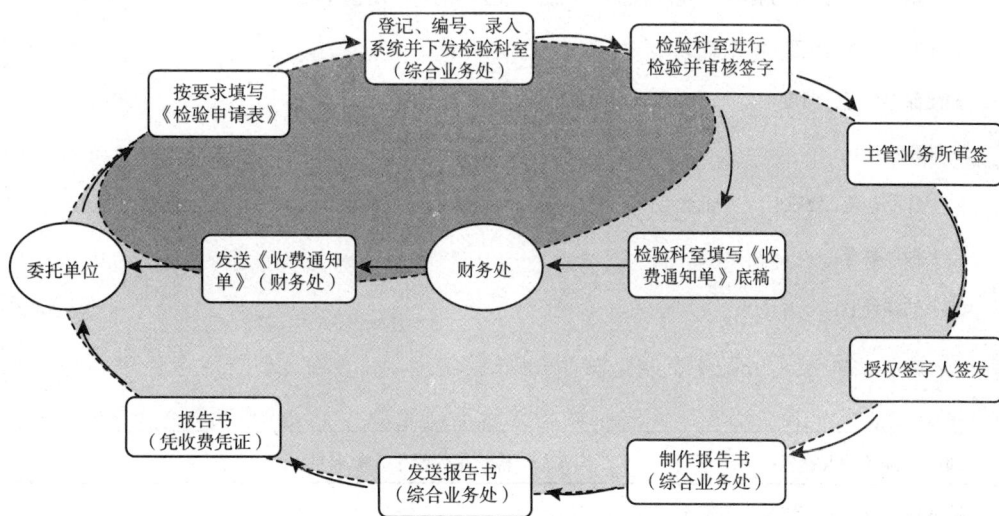

图18-1 检验工作流程示意图

附1：药品抽样记录及凭证

抽样单位：　　　　　　　　检验单位：

抽样编号　　　　　　　　　抽样日期：　　年　月　日

药品通用名：　　　　　　　药品商品名：

生产单位（含配制单位或产地）名称：

生产单位详细地址：　省（市、区）　市　　县　　街　　号

制剂规格：　　　　　　　　包装规格：

批号：　　　　　　　　　　效期：

批准文号：

被抽样单位：

被抽样单位地址：　　省（市、区）　　市　　县　　街　　号

被抽样单位联系人：　　被抽样单位电话：　　邮编：

1. 药品类别：　　　　　　　　　　　注：是 □√　　否 □×

（1）药用原料：中间体（半成品）□　辅料 □　中药材饮片 □　包装材料 □

（2）药品制剂：抗生素 □　生化药 □　中成药 □　生物制品 □　诊断试剂 □

（3）特殊药品：放射性药品 □　麻醉药品 □　医疗用毒性药品 □　精神药品 □

2. 外包装情况：

包装无破损 □　无水迹 □　无霉变 □　无虫蛀 □　无污染 □

3. 抽样地点：

生产单位 □　医院制剂 □　经营单位 □（批发　□　零售 □）医疗机构 □

仓库 □　　货架 □　　其他□

药品保存状况：温度　　　℃　　　湿度　　　　　%

4. 抽验情况：

（1）样品包装：玻瓶 □　　纸盒 □　　塑料袋 □　铝塑 □　　其他□

（2）抽样数量：

（3）抽样说明：

抽样单位经手人签名：　　　　　　　检验单位经手人签名：

被抽样单位经手人签名（盖章）：

注：本凭证一式三联，第一联（黑）抽样单位留存，第二联（绿）送被抽样单位，第三联（红）随检品送检验单位。

随检品送检验单位。

药品封签

品　名：　　　　　　批　号：　　　　　　规　格：	
生产单位：　　　　　　　　　　被抽样单位：	
抽样单位（盖章）经手人签名：　　　　被抽样单位（盖章）经手人签名：	
抽样凭证编号：　　　　　　抽样签封日期：	

附2：药品检验原始记录

检品名称		规格		剩余样品量	
批号		包装		有/失效期	
生产单位与产地		检品数量		开验日期	
供样单位		检验用量		报告日期	
检验目的		检验项目			
检验依据					
检验结论					

检验者：　　　　　　　　　　校对者：

共　　页　　第　　页

附3:(食品)药品检验研究院报告书示例

××× 药品检验研究院

药品检验报告书

报告书编号:

检品名称			
批号		规格	
生产单位或产地		包装	
供样单位		效期	
检验目的		检品数量	
检验项目		收检日期	
检验依据		报告日期	

检验项目   标准规定   检验结果

结论:

检验者   校对者

四、观察与思考

1. 药品检验研究院的检品来源有哪些?

2. 药品检验研究院要开展工作须具备哪些资质?

3. 药品检验研究院的质量体系包括哪些部分?

任务2 药品生产企业见习

一、实训目的

1. 了解药品生产企业的质量管理体系(质量手册和组织机构)和实施《药品生产

质量管理规范》（GMP）。

2.了解药品生产企业质量控制过程、质量控制方法以及质量控制的依据。

3.了解企业药品规范化生产过程。

二、实训场所

质量管理部、检验室（所）、生产车间。

三、实训内容

1.企业质量管理机构设置

（1）质量总监 主要职责是负责本企业的质量管理和控制，制定并实施本企业的质量方针，组织建立本企业的质量管理制度。

（2）质量管理部 一般包括质量检验科和质量保证科。质量保证科的主要职能是全力协助企业质量体系的建设、运行和持续有效的改进。负责企业的日常质量控制、质量管理和质量监督检测等。

2.质量管理部检验室工作范围

（1）采购的原辅料 供应部门通知质检部门抽检，采购的每一批次的原辅料都要求全检。质量总监或质量部负责人对不合格样品所代表的原辅料有权否决，做出退货或者更换的决定。

（2）药品生产过程中的中间质量控制（中间体） 生产过程中生产责任人通知质检部门现场抽检。不合格产品不能进入下一阶段的生产，必须查找原因，找到改进的方法并对不合格产品做正确的处理（销毁或者进行再加工）。

（3）生产成品药的检验 由生产者送检或者申请抽检。如果出现不合格产品必须查找分析原因，不合格产品不能进行销售，并进行正确的处理（销毁或者再加工）。

3.《药品生产质量管理规范》(Good Manufacturing Practice，GMP) 由世界卫生组织向各国推荐的适用于药品、食品及其他医疗产品的质量控制体系，是药品生产和质量管理的基本准则，现在多个国家都遵循GMP的要求。我国于1988年开始推广GMP标准，现行GMP为2010年版，于2011年3月1日起施行。《中华人民共和国药品管理法》规定药品生产企业必须按照GMP的要求生产药品，产品质量必须符合药品标准的规定。

四、观察与思考

1. 三级质量网内容是什么？

2. 药品检验记录和报告有什么要求？

附4：×××制药公司产品检验报告书

产品名称	六味地黄丸（浓缩丸）	包装规格	
产品批号		取样日期	
代 表 量		报告日期	
取样数量		样品来源	
检验依据	《中国药典》2015年版	报告书编号	

项目名称	法定标准	检验结果	结论
一、外观	应圆整，大小、色泽应均匀，无粘连现象		
二、性状	应为棕褐色或亮黑色的浓缩丸；味微甜、酸、略苦		
三、鉴别	1.应具有六味地黄丸的显微特征		
	2.应检出熟地黄		
	3.应检出莫诺苷、马钱苷		
	4.应检出丹皮酚		
	5.应检出山药		
	6.应检出茯苓		
	7.应检出泽泻		
四、检查			
1.重量差异	应符合标准		
2.水分	不得过9.0%		
3.溶散时限	应在120分钟内全部溶散		
五、含量测定	莫诺苷和马钱苷总量：不得少于0.37mg/丸		
	丹皮酚：不得少于0.32mg/丸		
六、微生物限度			
1.需氧菌总数	不得过3×10^{4}cfu/g		
2.霉菌和酵母菌总数	不得过10^{2}cfu/g		
3.大肠埃希菌	每1g不得检出		

续表

4.耐胆盐革兰阴性菌（N）	小于10^2cfu/g		
5.沙门菌	每10g不得检出		
6.活螨	不得检出		

判定：

检验人		复核人		质量负责人	

习题集

习题一

一、填空

1. 现行使用的《中华人民共和国药典》是_____年版。其英文缩写为_____。

2. 常用的国外药典主要有_____、_____、_____和_____，其英文缩写分别为_____、_____、_____、_____。

3. 《药品非临床研究质量管理规范》《药品临床研究质量管理规范》《药品生产质量管理规范》《药品经营质量管理规范》的英文缩写分别为_____、_____、_____、_____。

4. 药品检验工作是药品质量控制的重要组成部分，其检验程序一般分为分析样品的_____、_____、_____、_____、写出检验报告。

5. 药品质量标准中药品的名称包括_____、_____和_____三种。

6. 在《中国药典》中，通用方法/检测方法收载在_____。

7. 在《中国药典》中，药物的结构式、分子式、分子量收载在_____。

8. "精密称定"系指称取重量应准确至所取重量的_____；"称定"系指称取重量应准确至所取重量的_____。

9. 在不加供试品或以等量溶剂替代供试液的情况下，按同法操作所得的结果，称为_____。

10. 取用量为"约"若干时，系指取用量不得超过规定量的_____。

11. _____是药典的总说明，是为解释和正确使用《中国药典》进行药品质量检定的基本原则。

12. 关于乙醇未指明浓度时，均系指_____（ml/ml）的乙醇。

13. 关于数值修约，将0.0465修约成两位有效位数_____，将1.05修约到一位小数得_____；在相对标准偏差中，采用_____的原则。

14. 在分析天平使用过程中，对于要求精密称定时，当取样量大于100mg应选用感量_____的天平；当取样量在10～100mg应选用感量_____的天平。

15. 滴定液标化用基准物质应采用_____规格；有引湿性的基准物质应采用_____法进行称重；配制浓度范围为名义值的_____；其最终浓度应取_____位有效数字。

16. 检验记录应保存至药品有效期满后_____，无有效期的应保存_____。

二、 单选题

1. 按《中国药典》（2015年版）精密量取某溶液25ml时，宜选用（   ）

    A. 25ml量筒   B. 25ml移液管   C. 25ml滴定管   D. 25ml量瓶

2. 按药典规定，精密标定的滴定液（如盐酸及其浓度）正确表示为（   ）

    A. 盐酸滴定液（0.1042M/L）   B. 盐酸滴定液（0.1042mol/L）

    C. 0.1042mol/L盐酸滴定液   D. 0.1042M/L盐酸滴定液

3.《中国药典》（2015年版）规定，称取"2.00g"系指（   ）

    A. 称取重量可为1.5～2.5g   B. 称取重量可为1.95～2.05g

    C. 1.995～2.005g   D. 1.995～2.0005g

4.《中国药典》规定"精密称定"时，系指称取重量应准确至所取重量的（   ）

    A. 百分之一   B. 千分之一   C. 万分之一   D. 百分之十

5. 下列关于对照品错误的是（   ）

    A. 自行制备、精制、标定后使用的标准物质

    B. 由国务院药品监督管理部门指定的单位制备、标定和供应的标准物质

    C. 均应附有说明书、质量要求、使用期限和装量等

    D. 除另有规定外，均按干燥品（或无水物）进行计算后使用

6. 下列关于标准品正确的是（   ）

    A. 用作色谱测定的内标物质

    B. 配制标准溶液的标准物质

    C. 用于生物检定、抗生素或生化药品中含量或效价测定的标准物质

    D. 浓度准确已知的标准溶液

7. 某药品企业到了一批药品共81件, 应随机抽取多少件检验? (　　　)

    A. 16件　　　　　　B. 10件　　　　　　C. 5件　　　　　　D. 3件

8. 某学生进行称量练习, 取样品约0.3g, 精密称定, 下列记录正确的是 (　　　)

    A. 0.32g　　　　　B. 0.320g　　　　　C. 0.3200g　　　　D. 0.32000g

三、名词解释

1. 恒重

2. 精密称定

3. 称定

4. 空白试验

5. 对照品

习题二

一、填空

1. 旋光度测定法每次测定样品溶液前应以_____作空白校正, 测完后再校正1次, 以确定在测定时零点有无变动; 如第2次校正时发现零点有变动, 则应_____旋光度。恒温水浴控温, 除另有规定外, 温度均应调节至_____℃, 使用波长589.3nm的钠光谱D线测定。

2. 《中国药典》熔点测定法第一法分为A传温液加热法和B_____, 供试品除另有规定外, 应按各药品项下干燥失重的条件进行干燥预处理, 若样品不检查干燥失重、熔点范围低限在135℃以上、受热不分解的供试品, 可采用_____干燥; 熔点范围低限在135℃以下或受热易分解的供试品, 可采用五氧化二磷干燥器中_____或其他适宜的干燥方法干燥如恒温减压干燥。

3. 传温液的选择规定中, ____用于测定熔点在80℃以下者; _____用于测定熔点在80℃以上者。

4. 熔点测定结果的数据应按修约间隔0.5进行修约, 即_____舍去, _____修约为0.5℃, _____修约为1℃; 并以修约后的数据报告。

5. 药典中用于测定药物含量的方法包括_____测定法和_____测定法。

6. 水杨酸盐在弱酸性溶液中遇_____显_____色，而在中性溶液中显_____色。

7. 芳香第一胺类药物，如盐酸普鲁卡因、磺胺嘧啶等，在_____溶液中，均可与_____发生重氮化反应，加入_____形成粉红色至猩红色的偶氮染料。

8. 酒石酸具有_____性，可将_____试液中的银离子还原成金属银而生成银镜。

9. 鉴别硫酸盐时，取供试品溶液，滴加氯化钡试液，即生成_____沉淀；分离，沉淀在盐酸或_____中均不溶解。

10. 鉴别钙盐时，取供试品溶液（1→20），加甲基红指示液2滴，用氨试液中和，再滴加盐酸至恰呈酸性，加_____试液，即生成白色沉淀；分离，沉淀不溶于_____，但可溶于稀盐酸。

11. 沉淀反应鉴别三价铁盐，取供试品溶液，滴加亚铁氰化钾试液，即生成_____色沉淀；分离，沉淀在稀盐酸中不溶解，但加氢氧化钠试液，即生成_____色沉淀。

12. 高效液相色谱法外标法鉴别药物是通过对比供试品溶液与对照品溶液主峰_____的一致性。

13. 反相高效液相色谱中，以_____最为常用，_____或_____为流动相，间或加有缓冲液、反离子物质，柱温为室温，检测器为紫外吸收检测器。

14. 高效液相色谱中，流动相应_____、脱气后使用，如果流动相中有缓冲盐，每日使用后应充分_____。色谱柱保存时应保持填料在_____，两端密塞，如十八烷基硅烷健合硅胶可在_____中保存。

15. 质量标准分析方法的验证涉及八项内容，即_____、_____、_____、_____、_____、_____、_____和_____。含量测定项目需要验证的内容有_____、_____、_____、_____和_____。

16. 准确度指用该方法测定的结果与_____或_____接近的程度，一般以_____表示。精密度指在规定的测试条件下，同一个均匀样品，经多次取样测定所得结果之间_____。精密度一般用_____、_____或_____表示。

17. 滴定度（T）系指每_____，《中国药典》中一般直接给出，用_____表示。

18. 流动相极性大于固定相极性称为_____色谱。

19. 在反相高效液相色谱中，固定相以_____最常用。最常用检测器为_____检测器，包括二极管阵列检测器。

20. 浓度校正因数（F）是_____。

21. 用薄层色谱法做鉴别，要求供试品溶液与对照品溶液所显主斑点的_____和_____一致。

二、单选题

1. 熔点是指一种物质照规定方法测定，在熔化时（　　　）
   A. 初熔时的温度　　　　　　　　　　B. 全熔时的温度
   C. 自初熔至全熔的一段温度　　　　　D. 自初熔至全熔的中间温度

2. 比旋度是指（　　　）
   A. 在一定条件下，偏振光透过长 1dm，且含 1mg/ml 旋光物质的溶液时的旋光度
   B. 在一定条件下，偏振光透过长 1cm，且含 1g/ml 旋光物质的溶液时的旋光度
   C. 在一定条件下，偏振光透过长 1dm，且含 1%（g/ml）旋光物质的溶液时的旋光度
   D. 在一定条件下，偏振光透过长 1dm，且含 1g/ml 旋光物质的溶液时的旋光度

3. 《中国药典》规定，熔点测定所用温度计（　　　）
   A. 有分浸型温度计
   B. 必须具有 0.5℃刻度的温度计
   C. 必须进行校正
   D. 采用分浸型、具有 0.5℃刻度的温度计，并预先用熔点测定用对照品校正

4. 在药物比旋度的计算公式 $[\alpha]_D^{20}=(100\times\alpha)/(L\times C)$ 中（　　　）
   A. 温度是 25℃，C 的单位是 g/100ml，L 的单位是 dm
   B. 温度是 25℃，C 的单位是 g/ml，L 的单位是 dm
   C. 温度是 20℃，C 的单位是 g/ml，L 的单位是 dm
   D. 温度是 20℃，C 的单位是 g/100ml，L 的单位是 dm

5. 在无对照品时，用紫外-可见分光光度法测定含量可选用（　　　）
   A. 标准曲线法　　B. 对照法　　　　C. 吸收系数法　　D. 内标法

6. 物质的吸光系数与（　　　）因素无关
   A. 溶剂　　　　　B. 物质结构　　　C. 测定波长　　　D. 溶液浓度

7. 下列关于折光率错误的是（　　　）

A. 指光线在空气中行进的速度与在供试品中行进速度的比值

B. 是固体药物的物理常数，$n=\sin i/\sin r$

C. 《中国药典》规定供试品的测定温度为20℃

D. 测定前应采用水或校正用棱镜进行读数校正

8. 精密度是指（　　　）

A. 误差很小

B. 测得的一组测量值彼此符合的程度

C. 表示该法测量的正确性

D. 在各种正常实验条件下，对同一样品的结果的准确程度

9. 巴比妥类药物与铜吡啶试液作用显绿色的是（　　　）

A. 苯巴比妥　　　B. 司可巴比妥钠　　　C. 硫喷妥钠　　　D. 异戊巴比妥

10. 根据朗伯-比尔定律，吸光度与浓度及光路长度之间正确关系式是（　　　）

A. $A=\lg T=E_{1cm}^{1\%}CL$

B. $A=-\lg T=\lg\dfrac{1}{T}=CL$

C. $A=-\lg T=\lg\dfrac{I}{I_0}=E_{1cm}^{1\%}CL$

D. $A=-\lg T=\lg\dfrac{1}{T}=E_{1cm}^{1\%}CL$

11. 下列显砖红色焰火的是（　　　）

A. 钾盐　　　B. 锌盐　　　C. 钠盐　　　D. 钙盐

12. 药品质量标准中，收载外观、臭、味等内容的项目是（　　　）

A. 性状　　　B. 鉴别　　　C. 检查　　　D. 含量测定

13. 测定某药物的比旋度，配制的供试品溶液的浓度是50.0mg/ml，样品管的长度为2dm，测得的旋光度为+4.25，则比旋度为（　　　）

A. +8.50　　　B. +42.5　　　C. +85.0　　　D. +16.25

14. 溶解是指（　　　）

A. 溶质1g（ml）能在溶剂不到1ml中溶解

B. 溶质1g（ml）能在溶剂1～不到10ml中溶解

C. 溶质1g（ml）能在溶剂10～不到30ml中溶解

D. 溶质1g（ml）能在溶剂30～不到100ml中溶解

15. 药物性状其中常作为法定检测项目的是（　　　）

A. 溶解度　　　B. 嗅、味　　　C. 外观和物理常数　　　D. 一般稳定性

16. 在同一个实验室，不同时间由不同分析人员用不同设备，对同一试样用同一方法进行多次平行测定是验证（　　　）

  A. 重复性　　　　　B. 准确度　　　　　C. 重现性　　　　　D. 中间精密度

17. 在设计的范围内，测定响应值与试样中被测物浓度呈比例关系的程度称为（　　　）

  A. 准确度　　　　　B. 回收率　　　　　C. 精密度　　　　　D. 线性

18. 反相高效液相色谱中，常用的固定相是（　　　）

  A. 硅胶　　　　　　　　　　　　B. 氧化铝

  C. 十八烷基硅烷键合硅胶　　　　D. 甲醇

19. 药物一般鉴别试验收载在《中国药典》（　　　）

  A. 一部　　　　　　B. 二部　　　　　C. 三部　　　　　D. 四部

20. 《中国药典》旋光度测定法中，一般应在样品溶液配制后（　　　）内进行测定。

  A. 10分钟　　　　　B. 20分钟　　　　　C. 30分钟　　　　　D. 1小时

21. 质量标准分析方法的验证不涉及下列哪一项（　　　）

  A. 准确度　　　　　B. 精密度　　　　　C. 高效性　　　　　D. 专属性

22. 对马来酸氯苯那敏进行熔点测定的某次结果为131.3，按规定修约值应为（　　　）

  A. 131.0　　　　　B. 131.2　　　　　C. 131.4　　　　　D. 131.5

23. 药物的鉴别实验是（　　　）

  A. 判断药物真伪　　B. 识别未知药物　　C. 检查药物纯度　　D. 验证药物疗效

24. 对结构复杂、相互之间差异较小的药物进行区分，最适合采用的鉴别方法为（　　　）

  A. UV　　　　　　B. IR　　　　　　C. TLC　　　　　　D. HPLC

25. 利用一般鉴别试验可以判断（　　　）

  A. 一类药物的真伪　　　　　　　　B. 一种药物的真伪

  C. 药物的纯度　　　　　　　　　　D. 药物的疗效

26. 高效液相色谱法鉴别药物时，对比供试品溶液主峰与对照品溶液主峰的（　　　）

  A. 峰面积一致　　B. 分离度一致　　C. 理论板数一致　　D. 保留时间一致

27. 巴比妥与吡啶-硫酸铜作用，生成物的颜色为（　　　）

  A. 黄色　　　　　　B. 蓝色　　　　　C. 紫色　　　　　　D. 绿色

28. 化学鉴别法是指供试品与规定的试剂发生化学反应，对药物进行定性分析，可观察的外观现象不包括的是（　　　）

  A. 颜色　　　　　　　　　　　　B. 沉淀

  C. 产生气体或荧光　　　　　　　D. 固体熔化成液体

29. 鉴别硫酸盐，下列不需要的试剂是（　　　）

    A.醋酸铅　　　　　B.醋酸　　　　　C.氯化钡　　　　　D.氢氧化钠

三、多选题

1. 药品质量标准中，同时具有鉴别和纯度检查意义的项目是（　　　）

    A.溶出度检查　　　B.折光率　　　　C.熔点

    D.氯化物检查　　　E.吸收系数

2. GC法检查残留溶剂时，其系统适用性试验系指（　　　）

    A.测定保留体积　　B.测定回收率　　　C.测定重复性

    D.测定分离度　　　E.测定柱的理论塔板数

3. 液体药物的鉴别或纯度检查，可用以下哪些物理常数（　　　）

    A.比旋度　　　　　B.折光率　　　　C.熔点

    D.旋光度　　　　　E.相对密度

4. 化学鉴别法是指供试品与规定的试剂发生化学反应，对药物进行定性分析，可观察的外观现象有（　　　）

    A.颜色　　　　　　B.沉淀　　　　　C.产生气体

    D.荧光　　　　　　E.固体熔化成液体

5. 对用于药物鉴别试验的方法，应要求的效能指标（　　　）

    A.准确度　　　　　B.精密度　　　　C.专属性

    D.范围　　　　　　E.耐用性

6. 高效液相色谱法与气相色谱法系统适用性试验系指（　　　）

    A.测定拖尾因子　　　　　　　　B.测定分离度

    C.测定保留体积　　　　　　　　D.测定柱的理论塔板数

    E.测定重复性

四、名词解释

1. 滴定度

2. 精密度

3. 准确度

4. 定量限

5. 比旋度

6. 检测限

五、配伍题

[1-5] A. HPLC B. UV—Vis C. TLC D. IR E. GC F. NMR

1. 紫外 - 可见分光光度法（   ）   2. 红外分光光度法（   ）

3. 薄层色谱法（   ）   4. 高效液相色谱法（   ）

5. 气相色谱法（   ）

[6-10] A. 三氯化铁 B. 碱性 β - 萘酚 C. 硝酸亚铈 D. 焦锑酸钾 E. 硝酸银

6. 芳香第一胺类鉴别所用试剂（   ）   7. 氯化物鉴别所用试剂（   ）

8. 水杨酸盐鉴别所用试剂（   ）   9. 钠盐鉴别所用试剂（   ）

10. 有机氟化物鉴别所用试剂（   ）

六、综合题

1. 头孢氨苄吸收系数的测定：取本品，精密称定，加水溶解并定量稀释制成每 1ml 中约含 20 μg 的溶液，照紫外 - 可见分光光度法，在 262nm 的波长处测定吸光度，按无水物计算，吸收系数（$E_{1cm}^{1\%}$）为 220 ~ 245。

（1）请设计具体的溶液配制方案，并列出所需仪器。

（2）某同学按照下面的方法配制溶液：取本品约 20mg，精密称定，置 100ml 量瓶中，加水溶解并稀释至刻度，摇匀；精密量取 5ml，置 50ml 量瓶中，加水稀释至刻度，摇匀。照上述方法测定吸收系数，测定数据如下：水分 =5.0%，m_1=0.02012g，m_2=0.02020g，A_1=0.452，A_2=0.456，试计算吸收系数，并判断该产品吸收系数是否符合规定？

2. 维生素 B_1 吸收系数的测定方法：取本品，精密称定，加盐酸溶液（9→1000）溶解并定量稀释制成每 1ml 中约含 12.5 μg 的溶液，照紫外 - 可见分光光度法，在 246nm 的波长处测定吸光度，按干燥品计算，吸收系数（$E_{1cm}^{1\%}$）为 406 ~ 436。

（1）请设计具体的溶液配制方案，并列出所需仪器。

（2）某同学操作如下。平行称取两份供试品，m_1=0.01248g，m_2=0.01252g，分别置 100ml 量瓶中，加盐酸溶液（9→1000）溶解并稀释至刻度，摇匀；分别精密量取 5ml，定量稀释 10 倍后，照紫外 - 可见分光光度法，分别在 246nm 的波长处测定吸光度，A_1=0.510，A_2=0.514，已知测得干燥失重为4.0%。试计算吸收系数，并判断是否符合规定？

3. 水杨酸含量测定：取水杨酸约0.3g，精密称定，置锥形瓶中，加中性稀乙醇25ml使溶解，再加入酚酞指示液3滴。用NaOH滴定液（0.09842mol/L）滴定，至溶液出现粉红色停止滴定，读数、记录。已知每1ml NaOH滴定液（0.1mol/L）相当于13.81mg的水杨酸，《中国药典》规定本品含水杨酸（$C_7H_6O_3$）不得少于99.5%。已知测定数据如下：m_1=0.3097g，m_2=0.3106g，V_1=22.60ml，V_2=22.68ml，计算水杨酸含量百分数。

4. 精密量取规格为2ml：100mg的维生素B_1注射液1ml，置200ml量瓶中，用水稀释至刻度，摇匀，精密量取5ml，置100ml量瓶中，用盐酸溶液（9→1000）稀释至刻度，摇匀，照紫外-可见分光光度法，在246nm的波长处测定吸光度，按$C_{12}H_{17}ClN_4OS \cdot HCl$的吸收系数（$E_{1cm}^{1\%}$）为421计算维生素$B_1$注射液的标示百分含量。平行操作2份。已知测定吸光度分别为0.495、0.494。

5. 精密称定地西泮原料药0.2001g，加冰醋酸与醋酐各10ml使溶解后，加结晶紫指示剂1滴，用高氯酸滴定液（0.1012mol/L）滴定，至溶液显绿色时，消耗6.95ml高氯酸滴定液，空白试验消耗高氯酸滴定液0.02ml。每1ml高氯酸液滴定液（0.1mol/L）相当于28.47mg地西泮。试计算地西泮的含量并判断其是否符合规定。（标准规定应为98.5%以上）？

6. 称取硫酸奎宁0.1880g，加冰醋酸10ml溶解，加醋酐5ml，结晶紫指示剂1滴，用$HClO_4$滴定液（0.1002mol/L）滴定至溶液显蓝绿色，消耗$HClO_4$滴定液（0.1002mol/L）7.62ml，空白试验消耗高氯酸滴定液（0.1002mol/L）0.12ml。已知每1ml高氯酸滴定液（0.1mol/L）相当于24.90mg的（$C_{20}H_{24}N_2O_2$）$_2 \cdot H_2SO_4$。计算硫酸奎宁的百分含量。

7. 取烟酸片10片（规格为0.1g），称重为1.2240g，研细，称出片粉0.2429g，加新沸过的冷水50ml溶解后，加酚酞指示剂3滴，用氢氧化钠滴定液（0.1005mol/L）滴定至终点，消耗16.50ml，每1ml氢氧化钠滴定液（0.1mol/L）相当于12.31mg的烟酸。求烟酸占标示量的百分含量。

8. 精密称取焦亚硫酸钠0.1455g，置碘量瓶中，精密加碘滴定液（0.05004mol/L）50ml，密塞，振摇溶解后，加盐酸1ml，用硫代硫酸钠（0.1mol/L）滴定液滴定。至近终点时，加淀粉指示液2ml，继续滴定至蓝色消失；消耗硫代硫酸钠（0.1mol/L）滴定液16.55ml，并将滴定结果用空白试验校正。空白试验消耗硫代硫酸钠（0.1mol/L）滴定液46.56ml，每1ml碘滴定液（0.05mol/L）相当于4.752mgNa$_2$S$_2$O$_5$（分子量190.10）药典规定：含Na$_2$S$_2$O$_5$不得少于95.0%。

9. 精密称取维生素E供试品20.18mg，用2.020mg/ml的内标溶液10ml溶解，密塞，振摇溶解后，进样1μl，进行气相色谱分析。供试品和内标物峰面积分别为9625478及9914327。已测得校正因子是1.025，求供试品中维生素E的百分含量。

10. 按《中国药典》用HPLC法测定氢化可的松含量。系统适用性试验时用含氢化可的松与泼尼松龙各5μg/ml的混合溶液，取20μl注入液相色谱仪，记录色谱图，测得数据如下：

	保留时间（min）	半峰宽（min）	峰宽（min）
泼尼松龙	8.821	0.2442	0.4552
氢化可的松	10.052	0.3224	0.6545

求分别按氢化可的松、泼尼松龙计算的理论塔板数，泼尼松龙峰与氢化可的松峰的分离度是多少？是否符合要求？

11. 采用高效液相色谱法测定醋酸氢化可的松的含量：取醋酸氢化可的松对照品适量，精密称定，加甲醇定量稀释成每1ml中约含0.35mg的溶液。精密量取该溶液和内标溶液（0.30mg/ml炔诺酮甲醇溶液）各5ml，置25ml量瓶中，加甲醇稀释至刻度，摇匀，取10μl注入液相色谱仪，记录色谱图。另取本品适量，同法测定，按内标法计算含量。已知：对照品取样为36.2mg，样品取样为35.5mg，测得对照液中醋酸氢化可的松和内标物的峰面积分别为5467824和6125843，样品液中醋酸氢化可的松和内标物的峰面积分别为5221345和6122845，计算本品的含量。

12. HPLC外标法测定氢化可的松的含量。已知供试品溶液浓度0.102mg/ml，氢化可的松对照品溶液浓度0.100mg/ml，分别测得峰面积为6688564和6695805，求氢化可的松的百分含量？

13. 简述高效液相色谱法中系统性试验的要求。

习题三

一、填空

1. 药物中杂质的来源主要有两个方面即_____过程中引入，_____过程中产生。

2. 药物中氯化物检查要求在_____酸性条件下进行，所用标准对照液为_____，在暗处放置_____后比浊。

3.《中国药典》收载的砷盐检查法有：_____、_____。

4. 古蔡氏法检查砷盐的原理是利用金属锌与_____作用产生_____，与药物中微量砷盐反应生成具有挥发性的_____，遇_____试纸，产生黄色至棕色的砷斑。古蔡氏检查砷盐中应用醋酸铅棉花的目的是为了吸收_____。反应中加入碘化钾和酸性氯化亚锡的目的是_____。

5. 硫氰酸盐法检查铁盐的原理为铁盐在_____溶液中与_____作用生成红色可溶性_____，与一定量标准铁溶液（标准硫酸铁铵溶液）用同法处理后进行比色。

6. 干燥失重测定法主要有常压恒温干燥法、_____干燥法、_____干燥法和热分析法。

7.《中国药典》规定"恒重"是指连续两次干燥或炽灼后称量之差不超过_____。

8. 药物中硫酸盐检查时，所用的标准对照液是_____。在pH为1的条件下进行检测，是为了防止_____或_____等沉淀的生成。

9. 杂质按来源可分为_____和_____。

10. 杂质检查法通常采用对照法、灵敏度法和_____。

11. 重金属检查使用的显色剂主要有_____和_____。

12. 酸碱度检查的方法有_____、_____、_____。

13. 使用对照法进行杂质检查时须注意_____原则。

14. 溶液的澄清度检查有目视法和_____。

15. 薄层色谱法的英文缩写是_____、高效液相色谱法的英文缩写是_____、气相色谱法的英文缩写是_____。

16. 用古蔡氏法检查砷盐时，能与砷化氢气体产生砷斑的试纸是_____。

17.《中国药典》第一法检查药物中的重金属杂质时，排除微量Fe^{3+}的方法是_____。

18. 检查某药物中的砷盐，取标准砷溶液2ml（每1ml相当于$1\mu g$的As）制备标准砷斑，砷盐限量为0.0001%，应取供试品的量为_____。

19. 干燥剂干燥法适用于受热_____或_____的药物，常用的干燥剂有_____、_____、_____。

20. 用对照法检查一般杂质，比浊时置于____色背景，比色时置于_____色背景，比较时的观察方位是_____。

21. 易炭化物检查是控制药物中遇_____易炭化或易氧化呈色的有机杂质。

22. 为了避免碳酸根或磷酸根等弱酸根离子的干扰，氯化物的检查需加入_____，硫酸盐的检查需加入_____。

二、单选题

1. 药物中的杂质限量是指（　　　）
    A.药物中所含杂质的最小允许量　　　　B.药物中所含杂质的最大允许量
    C.药物中所含杂质的最佳容许量　　　　D.药物的杂质含量

2. 药物中的重金属是指（　　　）
    A.在实验条件下能与硫代乙酰胺或硫化钠作用显色的金属杂质
    B.影响药物安全性和稳定性的金属离子
    C.原子量大的金属离子
    D. Pb^{2+}

3. 重金属检查中，加入硫代乙酰胺时溶液控制最佳的pH值是（　　　）
    A. 1.5　　　　　B. 3.5　　　　　C. 7.5　　　　　D. 11.5

4. 用古蔡氏法测定砷盐限量，对照管中加入标准砷溶液为（　　　）
    A.1ml　　　　　　　　　　　　　B.2ml
    C.依限量大小决定　　　　　　　　D.依样品取用量及限量计算决定

5. 检查某药品杂质限量时，称取供试品 W（g），量取标准溶液 V（ml），标准溶液浓度为 C（g/ml），则该药的杂质限量（%）是（　　　）
    A. $\dfrac{VW}{C} \times 100\%$　　　B. $\dfrac{CW}{V} \times 100\%$　　　C. $\dfrac{VC}{W} \times 100\%$　　　D. $\dfrac{W}{CV} \times 100\%$

6.《中国药典》检查药物中的残留溶剂采用的方法是（　　　）
    A.干燥失重测定法　　　　　　　　B.气相色谱法
    C.高效液相色谱法　　　　　　　　D.薄层色谱法

7. 药典规定检查某药物中的砷盐时，取标准砷溶液2.0ml（每1ml相当于1μg的As）制备标准砷斑，依规定方法进行检查，该药物中含砷量不得超过百万分之二。应称取该药物（　　　）
    A.2.0g　　　　　B.1.0g　　　　　C.0.5g　　　　　D.1. 5g

8. 若炽灼残渣留作重金属检查，则炽灼温度应在（　　　）

　　A.300 ～ 400℃　　　　　　　　　　B.400 ～ 500℃

　　C.500 ～ 600℃　　　　　　　　　　D.700 ～ 800℃

9. 对于易溶于水、稀酸和乙醇的药物，在检查其重金属限量时宜采用（　　　）

　　A. 第一法　　　　B. 第二法　　　　C. 第三法　　　　D. 第四法

10. 古蔡氏法检查砷盐时导气管中装入醋酸铅棉花是为了吸收（　　　）

　　A. AsH_3　　　　B. SbH_3　　　　C. H_2S　　　　D. H_2

11. 对受热较稳定的药物进行干燥失重测定时，适宜选用的方法为（　　　）

　　A. 常压恒温干燥法　　　　　　　　B. 干燥剂干燥法

　　C. 减压干燥法　　　　　　　　　　D. 热分析法

12. 对熔点低或受热分解的药物进行干燥失重测定时，适宜选用的方法为（　　　）

　　A. 常压恒温干燥法　　　　　　　　B. 干燥剂干燥法

　　C. 减压干燥法　　　　　　　　　　D. 热分析法

13. 检查药物中的氯化物，以硝酸银作为沉淀剂，加入稀硝酸后，无法被消除干扰的离子是（　　　）

　　A. SO_3^{2-}　　　　B. CO_3^{2-}　　　　C. $C_2O_4^{2-}$　　　　D. Br^-

14. 用 $AgNO_3$ 试液作沉淀剂，检查药物中氯化物时，为了调整溶液适宜的酸度和排除某些阴离子的干扰，应加入一定量的（　　　）

　　A. 稀 HNO_3　　　　B. $NaOH$ 试液　　　　C. 稀 H_2SO_4　　　　D. 稀 HCl

15. 检查重金属时，为消除供试液颜色的干扰，可加入（　　　）

　　A. 维生素 C　　　　B. 稀焦糖溶液　　　　C. 碘化钾　　　　D. 硫代硫酸钠

16. 检查药物中重金属，Fe^{3+} 对第一法有干扰，是因为在实验条件下 Fe^{3+}（　　　）

　　A. 与乙酸作用生成有色沉淀　　　　B. 能还原 H_2S 析出硫沉淀

　　C. 水解生成氢氧化铁的红棕色沉淀　　D. 能氧化 H_2S 析出硫沉淀

17.《中国药典》第一法检查药物中的重金属杂质时，排除微量 Fe^{3+} 的方法是（　　　）

　　A. 加水稀释　　　　　　　　　　　B. 加入过量的 H_2S

　　C. 加碱使成 $Fe(OH)_3$ 沉淀　　　　D. 加入维生素 C

18. 用古蔡氏法检砷时，能与砷化氢气体产生砷斑的试纸是（　　　）

　　A. $Pb(Ac)_2$ 试纸　　　　　　　　B. $HgBr_2$ 试纸

　　C. HgI_2 试纸　　　　　　　　　　D. $HgCl_2$ 试纸

19. 古蔡氏法检查砷盐法中，加入氯化亚锡的目的是（　　）

    A. 防止碘化钾的氧化   B. 将 As^{3+} 氧化为 As^{5+}

    C. 将 As^{5+} 还原为 As^{3+} D. 排除 SO_2 气体的干扰

20. 纯化水中检查酸碱度，采用的方法是（　　）

    A. 酸碱滴定法   B. 指示剂法   C. pH值测定法   D. 指示剂比色法

21. "恒重"是指供试品连续两次干燥或炽灼后的重量差异小于或等于（　　）

    A. 0.04mg   B. 0.03mg   C. 0.3mg   D. 0.4mg

三、多选题

1. 属于药物中一般杂质的是（　　）

    A. 硫酸盐   B. 碱   C. 酮体

    D. 水分   E. 酸

2. 药物杂质中的有害杂质是（　　）

    A. 氯化物   B. 砷盐   C. 硫酸盐

    D. 氰化物   E. 重金属

3. 易在药物生产过程中引入的杂质是（　　）

    A. 副产物   B. 原料   C. 重金属

    D. 中间体   E. 分解物

4. 古蔡氏法检查砷盐时，加入KI试液和酸性 $SnCl_2$ 试液的作用有（　　）

    A. 消除 H_2S 的干扰   B. 消除 SbH_3 的干扰

    C. 使 AsH_3 均匀连续的产生   D. 使 H_2 均匀连续的产生

    E. 将反应液中的 As^{5+} 还原为 As^{3+}

5. 《中国药典》古蔡氏法与二乙基二硫代氨基甲酸银（Ag-DDC）法检查砷盐的区别是（　　）

    A. 反应瓶中加入的试剂不同   B. 显色剂不同

    C. 结果比较方式不同   D. 导气管形状不同

    E. Ag-DDC法导气管中不加醋酸铅棉花

6. 溶液颜色检查法中，配制各种色调贮备液时，所使用的试剂有（　　）

    A. 乌洛托品   B. 氯化钴   C. 重铬酸钾

    D. 硫酸肼   E. 硫酸铜

7.《中国药典》规定限量的残留溶剂有（　　　）

    A.四氯化碳　　　　B.苯　　　　　　　　C.三氯甲烷

    D.环己烷　　　　　E.丙酮

8.引入杂质的途径有（　　　）

    A.原料不纯　　　　　　　　　　　B.生产过程中的中间体

    C.生产时所用容器不洁　　　　　　D.药物进入体内分解

    E.药物保存不当

9.《中国药典》对药物的酸碱度检查，采用的方法有（　　　）

    A.酸碱滴定法　　　B.指示剂法　　　C.旋光法

    D.折光法　　　　　E.pH测定法

10.检查某药物中的氯化物，若药物本身有色，一般采用的方法为（　　　）

    A.内消色法　　　　　　　　　　　B.薄层色谱法测定

    C.高效液相色谱法测定　　　　　　D.外消色法

    E.紫外-可见分光光度法

11.检查重金属杂质，常用的显色剂是（　　　）

    A.硫化钠　　　　　B.硫酸钠　　　　C.硫化铁

    D.硫化铵　　　　　E.硫代乙酰胺

12.药物干燥失重的测定方法包括：（　　　）

    A.减压干燥器干燥法　　　　　B.恒温减压干燥法　　　C.费休氏法

    D.常压恒温干燥法（烘箱干燥法）　　　E.干燥剂干燥法

13.《中国药典》中水分测定法包括（　　　）

    A.费休氏法　　　　B.烘干法　　　　C.减压干燥法

    D.甲苯法　　　　　E.气相色谱法

14.下列方法属于溶液颜色检查法的是（　　　）

    A.目视比色　B.紫外-分光光度法　C.色差计法　D.光散射法　E.比浊法

15.铁盐检查法时，加入过硫酸铵的目的是（　　　）

    A.使供试品溶液中铁盐都转变为Fe^{3+}　B.防止干扰

    C.使产生的红色产物颜色更深　　　　D.防止光线使硫氰酸铁还原或分解褪色

    E.便于观察比较

16.砷盐检查法（古蔡氏法）中，加入酸性氯化亚锡，其作用是（　　　）

    A.将五价砷还原为三价砷　　　　　　B.抑制锑化氢的生成

C. 除去硫化氢　　　　　　　　　　D. 有利于砷化氢的产生

E. 有利于砷斑的稳定

四、配伍选择题

[1–5] A. 检查药物中的非挥发性无机杂质　B. 检查药物中的有色杂质

C. 检查药物中的水分及其他挥发性物质　　D. 检查药物中的微量不溶性杂质

E. 检查药物中的酸碱性杂质

1. 溶液颜色检查（　　）　　2. 酸碱度检查（　　）　　3. 干燥失重测定（　　）

4. 炽灼残渣检查（　　）　　5. 溶液澄清度检查（　　）

[6–10] A. $AgNO_3$　　B. 硫代乙酰胺　　C. $HgBr_2$　　D. $BaCl_2$　　E. NH_4SCN

6. 氯化物检查（　　）　　7. 硫酸盐检查（　　）　　8. 铁盐检查（　　）

9. 重金属检查（　　）　　10. 砷盐检查（　　）

五、名称解释

1. 杂质

2. 杂质限量

3. 一般杂质

4. 特殊杂质

5. 澄清

6. 几乎澄清

7. 炽灼残渣

8. 干燥失重

9. 几乎无色

六、问答题及计算题

1. 试举例说明杂质的来源。

2. 药物的纯度与化学试剂的纯度有何不同？

3. 《中国药典》收载的重金属检查法有哪几种方法？其中第一法为什么要有甲乙丙三管？

4. 某药物中砷盐的检查：取本品依法检查，应取标准砷溶液（每 ml 含 1μgAs）2.0ml，含砷量不得过 0.0002%。问应取供试品多少克？

5. 检查某药物中的砷盐，称取样品2.0g，依法检查，与标准砷溶液（1μgAs/ml）2ml在相同条件下制成的砷斑比较，不得更深。问砷盐的限量是多少？

6. 葡萄糖中重金属的检查：取本品4.0g，加水23ml溶解后，加醋酸盐缓冲液（pH 3.5）2ml，依法检查，含重金属不得过百万分之五，问应取硝酸铅溶液（10μgPb/ml）多少毫升？

7. 若样品的取样量为0.30g，氯化物杂质的限度为0.02%，标准氯离子浓度为10μg/ml，则应取标准氯化钠溶液多少毫升作为对照？

习题四

一、填空

1. 具有游离_____的药物可直接用三氯化铁反应鉴别，如水杨酸；具有潜在酚羟基的药物可加酸水解后用三氯化铁反应鉴别，如_____。

2. 取阿司匹林约0.1g，加水10ml煮沸放冷加三氯化铁试液1滴，显_____色。

3. 水杨酸和阿司匹林分子中均具有_____，显_____性，均可与碱发生中和反应，可用_____滴定液直接测定其含量。

4. 丙磺舒与NaOH熔融同时分解出_____，再加入硝酸数滴可被氧化为_____，用盐酸酸化后，用_____鉴别生成_____白色沉淀。

5. 泛影酸的含量测定采用银量法，测定时要先使_____转变为_____，《中国药典》使用的方法是在_____溶液中用_____还原。

6.《中国药典》采用_____标定氢氧化钠滴定液。

二、单选题

1. 鉴别水杨酸及其盐类，最常用的试液是（　　　）

　　A. BaCl$_2$　　　　　B. AgNO$_3$　　　　　C. FeCl$_3$　　　　　D. NaNO$_2$

2. 检查阿司匹林中的游离水杨酸，《中国药典》采用的方法是（　　　）

　　A. UV　　　　　B. TLC　　　　　C. FeCl$_3$比色法　　　D. HPLC

3. 贝诺酯中检查对氨基酚采用对照法，所使用的试剂是（　　　）

　　A.硫酸铁铵　　　B.亚硝基铁氰化钠　　C. FeCl$_3$　　　　　D.硫氰酸铵

4. 用重氮化–偶合反应做鉴别试验时，需加热煮沸的是（　　　）

　　A.水杨酸钠　　　B.对氨基水杨酸钠　　C.贝诺酯　　　　D.阿司匹林

5. 在中性条件下，可与 $FeCl_3$ 试液反应，生成赭色沉淀的药物是（　　　）

　　A. 水杨酸钠　　　　B. 对氨基水杨酸钠　　C. 苯甲酸钠　　　　D. 丙磺舒

6. 阿司匹林可用氢氧化钠滴定液直接滴定测定其含量的结构依据是（　　　）

　　A. 苯环　　　　　　B. 芳伯氨基　　　　　C. 酚羟基　　　　　D. 羧基

7. 阿司匹林加碳酸钠试液加热煮沸后，再加稀硫酸酸化，此时产生的白色沉淀应是（　　　）

　　A. 苯酚　　　　　　B. 阿司匹林　　　　　C. 水杨酸　　　　　D. 醋酸钠

8. 采用酸碱滴定法测定阿司匹林的含量时，已知阿司匹林的分子量为180.2，所用氢氧化钠滴定液的浓度为0.1mol/L，1ml氢氧化钠滴定液相当于阿司匹林的量应为（　　　）

　　A. 180.2mg　　　B. 180.2g　　　　C. 18.02mg　　　D. 18.02g

9. 用银量法测定泛影酸的含量，采用的指示剂是（　　　）

　　A. 酚酞　　　　　　B. 甲基红　　　　　　C. 甲基橙　　　　　D. 曙红钠

10. 氯贝丁酯的含量测定，《中国药典》采用（　　　）

　　A. 酸碱滴定法　　　　　　　　　　B. 非水滴定法

　　C. 紫外－可见分光光度法　　　　　D. 两步滴定法

11.《中国药典》用TLC法检查以下哪个项目（　　　）

　　A. 丙磺舒中有关物质检查　　　　　B. 布洛芬中有关物质检查

　　C. 阿司匹林中检查游离水杨酸　　　D. 贝诺酯中检查游离水杨酸

12. 丙磺舒的含量测定，《中国药典》采用的方法（　　　）

　　A. 直接中和法　　　B. 两步滴定法　　　C. UV法　　　　　D. HPLC法

三、多选题

1. 阿司匹林检查"溶液的澄清度"，主要控制的杂质是（　　　）

　　A. 游离水杨酸　　B. 苯酚　　　　　　C. 水杨酸苯酯

　　D. 乙酰水杨酸苯酯　　　　　　　　　E. 醋酸苯酯

2. 直接滴定法测定阿司匹林的含量，为防止水解而采取的措施有（　　　）

　　A. 使用中性乙醇作为溶剂　　　　　B. 使温度在10～30℃

　　C. 滴定时不断摇动　　　　　　　　D. 一次将大部分滴定液迅速加入

　　E. 快速滴定至呈粉红色

3. 用 $FeCl_3$ 做鉴别试验时，需加热煮沸的有（　　　）

　　A. 水杨酸　　　　B. 水杨酸钠　　　　C. 阿司匹林

　　D. 对氨基水杨酸钠　　　　　　　　　E. 贝诺酯

4.采用紫外-可见分光光度法进行鉴别的药物有（　　　）

    A.阿司匹林　　　　B.贝诺酯　　　　　　C.氯贝丁酯

    D.布洛芬　　　　　E.萘普生

5.可用NaOH滴定液直接滴定测定含量的药物有（　　　）

    A.水杨酸　　　　　B.阿司匹林　　　　　C.布洛芬

    D.氯贝丁酯　　　　E.萘普生

四、综合题

氯贝丁酯胶囊含量的测定方法：取本品10粒，除去胶囊壳，精密称定，研细，精密称取适量（约相当于氯贝丁酯2g），置锥形瓶中，加中性乙醇（对酚酞指示液显中性）10ml，振摇使氯贝丁酯溶解，加酚酞指示液3滴，滴加氢氧化钠滴定液（0.1mol/L）至溶液显粉红色，再精密加氢氧化钠滴定液（0.5mol/L）20ml，加热回流1小时至油珠完全消失，放冷，用新沸过的冷水洗涤冷凝管，洗液并入锥形瓶中，加酚酞指示液数滴，用盐酸滴定液（0.5mol/L）滴定，并将滴定的结果用空白试验校正。每1ml氢氧化钠滴定液（0.5mol/L）相当于121.4mg的$C_{12}H_{15}ClO_3$。本品含氯贝丁酯（$C_{12}H_{15}ClO_3$）应为标示量的90.0%～110.0%。

问：（1）本实验测定氯贝丁酯胶囊含量的方法？

（2）本实验加了两次碱，第一次加碱的作用是什么？这步所加碱量是否需要准确计量，请说明原因？

（3）加热回流的过程中，发生了什么化学变化？

（4）本品规格为0.5g，10粒总重为8.7680g，除去胶囊壳，研细，精密称取了3.5760g，按上述方法测定。消耗盐酸滴定液（0.4980mol/L）3.36ml，空白实验消耗该盐酸滴定液20.00ml，求氯贝丁酯的含量为标示量的多少？并判断含量测定项是否合格？T=121.4mg/ml，氯贝丁酯的分子量242.70。

习题五

一、填空

1.盐酸普鲁卡因具有_____的结构，遇氢氧化钠试液即析出白色沉淀，加热变为油状物_____，继续加热则水解，产生挥发性_____，能使湿润的红色石蕊试纸变为蓝色，同时生成可溶于水的_____，放冷，加盐酸酸化，即生成_____的白色沉淀。

2. 对乙酰氨基酚含有_____基，遇三氯化铁显_____色。

3. 对氨基苯甲酸酯类药物因分子结构中有_____结构，能发生重氮化–偶合反应；有_____结构，易发生水解。

4. 具有芳伯氨的药物在盐酸酸性溶液中，加入_____试液发生重氮反应，加入_____性β–萘酚即生成_____的偶氮染料。

5. 盐酸普鲁卡因要检查的特殊杂质是_____，《中国药典》二部采用的检查方法为_____。

6. 重氮化反应为_____反应，反应速度较慢，所以滴定不宜过快。为了避免滴定过程中_____挥发和分解，滴定时将滴定管尖端_____，一次将大部分亚硝酸钠滴定液在搅拌条件下迅速加入使其尽快反应。然后将滴定管尖端_____，用少量水淋洗尖端，再缓缓滴定。尤其是在近终点时，因尚未反应的芳伯氨基药物的浓度极稀，须在最后一滴加入后，搅拌_____分钟，再确定终点是否真正到达。

7. 亚硝酸钠滴定法是在_____性溶液中进行，为加快反应速度，滴定前常需加入_____试剂。

8. 具有游离_____的药物可直接用三氯化铁反应鉴别，如对乙酰氨基酚；具有潜在酚羟基的药物可加酸水解后用三氯化铁反应鉴别，如_____。

9. 肾上腺素中要检查的特殊杂质是_____，《中国药典》采用的方法是_____。

二、单选题

1. 采用亚硝酸钠法（重氮化法）测定样品含量时常加入KBr，其目的是（　　　）
  A.防止重氮盐水解　　　　　　　　B.作指示剂
  C.调节溶液的pH　　　　　　　　 D.作催化剂，加快反应速度

2. 亚硝酸钠滴定法，《中国药典》规定指示终点的方法为（　　　）
  A.内指示剂法　　B.外指示剂法　　C.永停滴定法　　D.电位法

3. 亚硝酸钠滴定法测定时，一般均加入溴化钾，其目的是（　　　）
  A.使终点变色明显　　　　　　　　B.使氨基游离

C.增加 NO^+ 的浓度   D.增强药物碱性

4.利用重氮化法测定样品含量时,下列条件错误的是(   )

  A.加过量盐酸加快反应   B.加入KBr做催化剂

  C.需加热,加快反应   D.滴定速度先快后慢

5.不可采用重氮化–偶合反应鉴别的药物是(   )

  A.磺胺嘧啶   B.盐酸普鲁卡因   C.醋氨苯砜   D.盐酸苯海拉明

6.盐酸普鲁卡因注射液中检查的特殊杂质是(   )

  A.水杨酸   B.间氨基酚   C.水杨醛   D.对氨基苯甲酸

7.重氮化–偶合反应所用的偶合试剂为(   )

  A.碱性 $-\beta$ 萘酚   B.酚酞   C.碱性酒石酸铜   D.三硝基酚

8.亚硝酸钠滴定法中将滴定尖端插入液面下约2/3处,滴定被测样品。其原因是(   )

  A.避免亚硝酸挥发和分解   B.防止被测样品分解

  C.防止重氮盐分解   D.避免样品被氧化

9.用外指示剂法指示亚硝酸钠滴定法的终点,所用的外指示剂为(   )

  A.甲基红–溴甲酚绿指示剂   B.碘化钾–淀粉指示剂

  C.淀粉指示剂   D.酚酞

10.用永停滴定法指示亚硝酸钠滴定法的终点,所用的电极系统为(   )

  A.甘汞–铂电极系统   B.铂–铂电极系统

  C.玻璃电极–甘汞电极   D.玻璃电极–铂电极

11.下列哪个药物可用溴量法测定其含量(   )

  A.肾上腺素   B.盐酸去氧肾上腺素

  C.盐酸异丙肾上腺素   D.重酒石酸去甲肾上腺素

12.下列药物中较难水解的是(   )

  A.对乙酰氨基酚   B.盐酸利多卡因   C.盐酸普鲁卡因   D.苯佐卡因

13.药物分子中具有下列哪一基团才能在酸性溶液中直接用亚硝酸钠液滴定(   )

  A.芳伯氨基   B.芳酰胺基   C.酚羟基   D.硝基

三、多选题

1.$NaNO_2$ 法中,可用于指示终点的方法有(   )

  A.外指示剂法   B.电位法   C.内指示剂法

  D.自身指示剂法   E.永停法

2. 盐酸普鲁卡因采用 $NaNO_2$ 法测定含量时的反应条件有（　　　　）

    A. 加入过量 HCl

    B. 加入适量 KBr

    C. 室温下滴定

    D. 永停法指示终点

    E. 滴定管尖端插入液面下 2/3 处

3. 可用 $NaNO_2$ 法测定含量的药物有（　　　　）

    A. 盐酸普鲁卡因

    B. 盐酸利多卡因

    C. 醋氨苯砜

    D. 盐酸异丙肾上腺素

    E. 盐酸克伦特罗

4. 可用 $FeCl_3$ 试液做鉴别试验的药物有（　　　　）

    A. 对乙酰氨基酚

    B. 盐酸普鲁卡因

    C. 阿司匹林

    D. 肾上腺素

    E. 盐酸去氧肾上腺素

5. 亚硝酸钠法测定含量过程中加入了过量的盐酸，其目的是（　　　　）

    A. 重氮化反应速度加快

    B. 重氮化反应速度减慢

    C. 防止生成偶氮氨基化合物

    D. 重氮盐在酸性溶液中稳定

    E. 重氮盐在酸性溶液中易分解

6. 取对乙酰氨基酚约 40mg，精密称定，下列符合要求的是（　　　　）

    A. 0.0422g
    B. 0.0456g
    C. 0.385g

    D. 0.0378g
    E. 0.0421g

四、计算题

非水碱量法测定重酒石酸去甲肾上腺素含量，测定时室温 20℃。精密称取本品 0.2180g，加冰醋酸 10ml 溶解后，加结晶紫指示液 1 滴，用高氯酸滴定液（0.1mol/L）滴定至溶液显蓝绿色，并将滴定结果用空白试验校正。已知：高氯酸滴定液（0.1mol/L）的 F=1.027（23℃），冰醋酸体积膨胀系数为 1.1×10^{-3}/℃，1ml 高氯酸滴定液（0.1mol/L）相当于 31.93mg 的 $C_8H_{11}NO_3 \cdot C_4H_6O_6$，样品消耗高氯酸滴定液体积为 6.62ml。空白消耗 0.02ml。问：

1. 样品测定时高氯酸滴定液（0.1mol/L）的 F 值是 1.027 吗？为什么？

2. 求重酒石酸去甲肾上腺素的百分含量。

习题六

一、填空

1. 维生素A与_____反应显蓝色，随后变为紫红色，反应需在_____条件下进行。

2. 维生素B_1的噻唑环在_____介质中可开环，再与嘧啶环上的氨基缩合环合，被_____氧化生成具有荧光的物质，该反应称为_____反应。

3. 维生素C为_____元弱酸，具有强_____性，易被氧化剂氧化，常用作其他制剂的_____剂。

4.《中国药典》用碘量法测定维生素C注射液的含量时应先加入_____作为掩蔽剂，以消除_____的干扰。

5. 2，6-二氯靛酚钠为一具有_____性的染料，在酸性介质中为玫瑰红色，在碱性介质中为蓝色，当与维生素C作用后生成_____色酚亚胺。

6. 维生素按溶解性可分为_____维生素和_____维生素两大类，其中维生素A是_____性维生素，《中国药典》采用_____法测定含量。

7. 硫色素反应是_____在碱性条件下，被铁氰化钾氧化生成硫色素。硫色素易溶于正丁醇中，显_____色荧光。

8. 维生素C分子中有_____结构，具有强的_____，可被硝酸银氧化为去氢维生素C，同时产生_____色_____沉淀。

9.《中国药典》测定维生素B_1含量方法是_____，其制剂含量测定方法是_____。

二、单选题

1. 维生素C注射液中抗氧剂亚硫酸氢钠对碘量法有干扰，能排除其干扰的掩蔽剂是（　　　）

　　A.硼酸　　　　　　　B.草酸　　　　　　　C.丙酮　　　　　　D.酒石酸

2.用碘量法测定维生素C时，采用新煮沸过的冷水溶解样品的目的是（　　　）

　　A.除去溶解氧　　　　　　　　　　B.除去CO_2

　　C.稳定溶液的pH值　　　　　　　　D.消除还原剂的影响

3. 下列哪个药物的碱性水溶液，经氧化可显强烈的蓝色荧光的是（　　）

3. 下列哪个药物的碱性水溶液，经氧化可显强烈的蓝色荧光的是（　　）

3. 下列哪个药物的碱性水溶液，经氧化可显强烈的蓝色荧光的是（　　）

    A.维生素B_1　　　　B.泛酸　　　　　　C.维生素A　　　　D.维生素B_6

4. 用直接碘量法测定维生素C的含量测定步骤如下：维生素C用稀醋酸溶液溶解后，用碘滴定液（0.05mol/L）直接进行滴定。每1ml碘滴定液（0.05mol/L）相当于维生素C（$C_6H_8O_6$其分子量为176.13）的量是（　　）

    A. 17.61mg　　　　B. 8.806mg　　　　C. 34.29mg　　　　D. 1.761mg

5.《中国药典》二部中用气相色谱法测定维生素E含量时，计算样品含量的方法是（　　）

    A.用十六烷酸十六烷酯作内标物的内标法

    B.用维生素E标准品做标准曲线的外标法

    C.不用标准品的归一化法

    D.用正三十二烷做内标物的内标法

6. 以下药物的质量控制方法中，不依据药物还原性者为（　　）

    A.碘量法测定维生素C的含量　　　　B.硫色素反应鉴别维生素B_1

    C.硝酸反应鉴别维生素E　　　　　　D.GC测定维生素E的含量

7. 维生素C的鉴别试验主要是基于它的（　　）

    A.氧化性　　　　B.还原性　　　　C.酸性　　　　D.内酯结构

8. 可采用三氯化锑反应进行鉴别的药物是（　　）

    A.维生素E　　　　B.尼可刹米　　　　C.维生素A　　　　D.氨苄西林

9. 下列哪项不属于维生素B_1的杂质检查项（　　）

    A.硝酸盐　　　　B.过氧化值　　　　C.酸度　　　　D.总氯量

10. 维生素A在空气中不稳定是因为结构中具有（　　）

    A.芳伯氨基　　　　B.共轭多烯醇侧链　　　　C.酚羟基　　　　D.酯键

三、多选题

1. 下列属于水溶性维生素的有（　　）

    A.维生素A　　　　B.维生素B_1　　　　C.维生素C

    D.维生素D　　　　E.维生素E

2. 碘量法测定维生素C注射液含量时需加入下列哪些试剂（　　）

    A.乙醇　　　　B.丙酮　　　　C.稀醋酸

    D.淀粉指示液　　　　E.碘化钾-淀粉指示液

3. 维生素C的鉴别实验方法包括（　　　）

    A. 红外光谱法　　　　　　　　　　B. 三氯化锑反应

    C. 与硝酸银反应　　　　　　　　　D. 与2，6-二氯靛酚反应

    E. 硫色素反应

4. 维生素B_1的鉴别方法有（　　　）

    A. 与硅钨酸反应生成白色沉淀　　　B. 水溶液显氯化物反应

    C. 硫色素反应　　　　　　　　　　D. 与硝酸反应呈色

    E. 重氮化-偶合反应

5. 下列关于维生素E的说法，正确的有（　　　）

    A. 有潜在的酚羟基　　　　　　　　B. 遇光、空气可被氧化

    C. 与HNO_3呈色　　　　　　　　　D. 加三氯化铁即显血红色

    E. 分子结构中有手性C原子

6. 鉴别维生素C原料或制剂常用的试剂包括（　　　）

    A. 硝酸银　　　　B.2，6-二氯靛酚钠　C. 碱性酒石酸酮

    D. 亚甲蓝乙醇　　E. 碘化铋钾

7. 维生素B_1需检查的杂质有（　　　）

    A. 酸度　　　　　　B. 过氧化值　　　　C. 有关物质

    D. 硝酸盐　　　　　E. 总氯量

8. 维生素E需检查的杂质有（　　　）

    A. 酸度　　　　　　B. 过氧化值　　　　C. 有关物质

    D. 残留溶剂　　　　E. α-生育酚

9. 维生素E的鉴别方法有（　　　）

    A. 硝酸反应　　　　B. HPLC法　　　　C. UV法

    D. GC法　　　　　　E. IR法

四、综合题

    维生素C注射液含量测定：精密量取维生素C注射液4ml（相当于维生素C 0.2g），加水15ml与丙酮2ml，摇匀，放置5分钟，加稀醋酸4ml与淀粉指示液1ml，用碘滴定液（0.05mol/L）滴定至溶液显蓝色，并持续30秒钟不褪。已知：注射液规格2ml：0.1g，消

耗0.05mol/L碘滴定液（F=1.005）22.45ml，维生素C的分子量为176.12，问：

（1）试写出维生素C的结构式，并简述其主要的物理化学性质？

（2）本法利用药物的哪种性质进行含量测定的？

（3）丙酮起什么作用？

（4）每1ml碘滴定液（0.05mol/L）相当于多少mg的维生素C？

（5）求本品相当于标示量的百分含量？

习题七

一、填空

1. 杂环化合物中的_____原子称为杂原子，一般为_____、_____、_____等。

2. 吡啶类药物显_____性，可与重金属盐类和大分子酸试剂发生_____反应，同时因为吡啶环含有_____，所以有紫外吸收。

3. 异烟肼与氨制硝酸银试液反应产生气泡和黑色混浊，该气泡是_____，黑色混浊是_____，此反应可用于异烟肼的鉴别。

4. 异烟肼中应检查特殊杂质_____。《中国药典》采用的检查方法是_____法。

5. 苯并噻嗪类药物的母核为_____，一般在紫外区有_____处吸收峰，若被氧化为_____和_____，则氧化产物有_____处吸收峰。

6. 盐酸氯丙嗪母核具有_____的π系统，产生_____特征吸收光谱，故使用紫外-可见分光光度法进行含量测定。

7. 苯并二氮杂䓬类药物溶于_____后，在紫外光365nm下显不同颜色的_____，可用于此类药物的鉴别。

8. 用铈量法测定硝苯地平，是基于硝苯地平具有较强的_____性，在适当酸度下，可用_____滴定液直接滴定。终点现象是_____。

二、单选题

1. 用于吡啶类药物鉴别的开环反应有（　　　）

　　A.茚三酮反应　　B.戊烯二醛反应　　C.坂口反应　　D.硫色素反应

2.异烟肼不具有的性质和反应是（　　　　）

　　A.还原性和弱碱性　　　　　　　　　B.与芳醛缩合呈色反应

　　C.吡啶环开环反应　　　　　　　　　D.重氮化偶合反应

3.下列关于苯并噻嗪类药物错误的是（　　　　）

　　A.具有硫氮杂蒽的母核

　　B.强还原性，易被氧化

　　C.具有共轭系统，具有紫外特征吸收

　　D.母核氮原子显碱性

4.遇浓硫酸产生黄绿色荧光的药物是（　　　　）

　　A.盐酸酚妥拉明　　B.地西泮　　　　　　C.巴比妥　　　　D.异烟腙

5.下列关于苯并二氮杂䓬类药物错误的是（　　　　）

　　A.母核氮原子显碱性

　　B.很稳定，即使在强酸性溶液中也不水解

　　C.具有共轭系统，具有紫外特征吸收

　　D.可用非水碱量法测定本类药物原料药的含量

6.下列哪项不可用于盐酸氯丙嗪的鉴别（　　　　）

　　A. UV法　　　　　　B. IR法　　　　　　C.加硝酸显色　　D.加氯化钡出现沉淀

三、多选题

1.对盐酸氯丙嗪的描述正确的有（　　　　）

　　A.遇硫酸呈色

　　B.检查溶液的澄清度是为控制产品中的氧化产物

　　C.检查溶液的颜色是为了控制产品中游离的氯丙嗪

　　D.可采用非水溶液滴定法对其进行含量测定

　　E.加硝酸银出现白色沉淀

2.对地西泮的描述正确的有（　　　　）

　　A.可与某些生物碱沉淀试剂反应产生沉淀

　　B.分子中含有氯，直接加入硝酸银可显白色沉淀

　　C.可用高氯酸滴定液在非水溶剂中对其进行含量测定

　　D.《中国药典》采用HPLC法检查其中的有关物质

E.分子中含酰胺键，可以发生水解，水解后显芳香第一胺的反应

四、综合题

取标示量为25mg的盐酸氯丙嗪片20片，除去糖衣后精密称定，总重量为2.4120g，研细，精密称取片粉0.2368g，置500ml量瓶中，加盐酸溶液稀释至刻度，摇匀，滤过，精密量取续滤液5ml，置100ml量瓶中，加同一溶剂稀释至刻度，摇匀，在254nm波长处测得吸光度为0.435，按百分吸收系数为915计算，求其含量占标示量的百分率。

（1）盐酸氯丙嗪片的含量测定方法是紫外分光光度法的哪一种？

（2）什么是百分吸收系数？

（3）精密称定的具体含义？

（4）求含量占标示量的百分率。

习题八

一、填空

1. 生物碱是一类存在于生物体内的含_____有机化合物，绝大多数存在于植物体内，大部分呈碱性。

2. Vitali反应是阿托品、东莨菪碱、山莨菪碱等_____类生物碱均显_____结构的特征反应，与发烟硝酸共热，得到_____色的三硝基衍生物，遇醇制KOH显_____色。

3. 用非水碱量法滴定生物碱的氢卤酸盐时，滴定前加入一定量的_____溶液，使其生成在冰醋酸中难以解离的_____，以消除氢卤酸的影响。

4. 在用提取酸碱滴定法测定生物碱类药物时，最常用的碱化试剂为_____，最常用的提取溶剂为_____。在滴定时应选用变色范围在_____区域的指示剂。

5. 用非水溶液滴定法测定生物碱类药物的含量，常采用的溶剂有_____和醋酐，滴定液一般使用_____，滴定终点的指示常用_____法和指示剂法。

6. 非水溶液滴定法测定硫酸阿托品含量时，硫酸阿托品与高氯酸的反应摩尔比为_____。

7. 紫脲酸铵反应是_____、茶碱等黄嘌呤生物碱的特征反应，即样品加盐酸和_____，在水浴上共热蒸干，此残渣遇氨气呈_____色，再加氢氧化钠液颜色_____。

8. 薄层色谱法鉴别生物碱，为使生物碱呈游离状态分离鉴别常采用3种方法：①展开剂中加入少量的_____试剂；②硅胶板用_____处理；③展开容器中放一盛有氨水的小烧杯。

9. 硫酸阿托品中莨菪碱的检查是基于_____性质的差异。

10. 测定生物碱类药物含量的方法有_____、_____、_____、_____、_____。

二、单选题

1. 非水碱量法测定硫酸奎宁原料的含量时，可以用高氯酸滴定液直接滴定冰醋酸介质中的供试品，1mol硫酸奎宁需要消耗高氯酸（　　）
  A. 1mol   B. 2mol   C. 3mol   D. 4mol

2. 用酸性染料比色法测定生物碱类药物，有机溶剂萃取的有色物质是（　　）
  A. 生物碱盐 B. 酸性染料 C. 离子对   D. 游离生物碱

3. 生物碱的硝酸盐，用非水溶液滴定法测定其含量时，指示终点的方法（　　）
  A. 内指示剂法 B. 外指示剂法 C. 永停滴定法 D. 电位法

4. 用非水滴定法直接测定硫酸奎宁片含量时，1mol硫酸奎宁消耗高氯酸的量为（　　）
  A. 4mol   B. 3mol   C. 2mol   D. 1mol

5. 氮原子在生物碱分子中呈什么结构碱性最强（　　）
  A. 酰胺   B. 芳胺   C. 季铵碱   D. 仲胺

6. 用非水碱量法测定生物碱盐酸盐时，为消除盐酸的干扰应加入（　　）
  A. 醋酸汞   B. 冰醋酸   C. 丙酮   D. 甲醛

7. 下列可发生绿奎宁反应的是（　　）
  A. 咖啡因   B. 阿托品   C. 盐酸麻黄碱 D. 奎尼丁

8. 检查硫酸阿托品中有关物质采用的是（　　）
  A. 薄层色谱法 B. HPLC法 C. 与氨试液作用 D. 与亚硝酸钠呈色

9. 盐酸吗啡中检查罂粟酸，是利用药物与杂质的何种差异（　　）
  A. 旋光性   B. 溶解性   C. 光吸收性质 D. 化学性质

习题九

一、填空及问答

1. 甾体激素类药物主要包括_____和性激素两大类，性激素又分为_____、_____、_____、_____等。

2. 甾体激素类药物的基本骨架相同，均具有_____的母核。

3. 具有 Δ^4-3- 酮基结构的甾体激素类药物有_____激素、_____激素、_____ 激素、_____ 激素，这一结构可利用的性质有_____、_____、_____。

4. 甾体激素类药物可用与强酸的显色反应进行鉴别，最常用的酸是_____。

5. 雌激素可用Kober反应比色法测定含量。Kober反应包括两步，第一步是雌激素与_____共热被氧化产生黄色，在465nm波长处有最大吸收；第二步是_____，重新加热继续氧化，最终显_____色，在515nm附近有最大吸收。

6. 甾体类药物可分为哪几类？常用的含量测定方法有哪些？

二、单选题

1. Kober反应适用于哪一药物的含量测定（　　）

　　A.黄体酮　　　　　　B.雌二醇　　　　　　C.甲睾酮　　　　　　D.炔诺孕酮

2. 四氮唑比色法是基于皮质激素的（　　）

　　A.氧化性　　　　　　B.还原性　　　　　　C.酸性　　　　　　　D.碱性

3. 各国药典常采用高效液相色谱法测定甾体激素类药物的含量，主要原因是（　　）

　　A.比较简单　　　　　　　　　　　B.精密度优于其他方法

　　C.可以消除其他甾体的干扰　　　　D.灵敏度比较高

4. 可用四氮唑比色法测定的药物为（　　）

　　A.雌二醇　　　　　　　　　　　　B.甲睾酮

　　C.醋酸甲羟孕酮　　　　　　　　　D.醋酸泼尼松

5. 下列哪项是黄体酮的专属鉴别反应（　　　）

A. 与异烟肼的反应　　　　　　　　B. 与亚硝基铁氰化钠的反应

C. 与硝酸银的反应　　　　　　　　D. 与硫酸的反应

6. 能与异烟肼作用的甾体激素类药物的基团是（　　　）

A. 酚羟基　　　　B. 酮基　　　　C. 酯基　　　　D. 甾体母核

7. 目前各国药典收载的甾体激素类药物的原料药进行鉴别几乎都采用的方法（　　　）

A.UV　　　　　B.IR　　　　　C.HPLC　　　　D.TLC

8.《中国药典》中最常用于甾体激素类药物的含量测定方法是（　　　）

A. 四氮唑比色法　　　　　　　　B. 薄层色谱法

C. 紫外 – 可见分光光度法　　　　D. 高效液相色谱法

9. 皮质激素类药物因含 α- 醇酮基故具有下列哪一反应（　　　）

A. 三氯化铁反应　　　　　　　　B. 重氮化偶合反应

C. 四氮唑盐反应　　　　　　　　D. 水解反应

三、多选题

1. 下面哪些药物可与酸性异烟肼反应，产生黄色产物（　　　）

A. 氢化可的松　　　　　　　　B. 黄体酮

C. 雌二醇　　　　　　　　　　D. 睾酮

E. 以上都对

2. 黄体酮在酸性溶液中可与下列哪些试剂反应呈色（　　　）

A.2，4–二硝基苯肼　　　　　B. 三氯化铁

C. 硫酸苯肼　　　　　　　　　D. 异烟肼

E. 四氮唑盐

3.《中国药典》收载的甾体激素中"有关物质"叙述正确的是（　　　）

A. 检查时需知道所检样品中含什么杂质，且有杂质的标准品

B. 检查时不需知道所含杂质是什么，也不需要杂质的标准品

C. 可能是合成的原料、中间体、副产物以及降解产物

D. 检查时普遍采用高效液相色谱法

E. 也可用薄层色谱法

4. 下面哪些药物可在碱性下与四氮唑盐反应呈色（　　　）

A. 氢化可的松　　　　　　　　B. 甲睾酮

C. 黄体酮　　　　　　　　　　D. 醋酸可的松

E. 雌二醇

5. 甾体激素类药物可采用的鉴别方法（　　　）

    A. 呈色反应 　　　　　　　　　　B. 沉淀反应

    C. 水解产物的反应 　　　　　　　D. 红外分光光度法

    E. 测定衍生物熔点

6. TLC法检查甾体激素类药物中的其他甾体时，常用的显色剂是（　　　）

    A. 三氯化铁 　　　　　　　　　　B. 硫酸–乙醇

    C. 氢氧化四甲基铵 　　　　　　　D. 红四氮唑

    E. 碱性四氮唑蓝

7. 黄体酮的分子结构具有以下特征（　　　）

    A. C_{17}-α- 醇酮基 　　　　　　　B. 酚羟基

    C. A环上有 $\triangle^4$-3- 酮基 　　　　D. C_{17} 位上具有甲酮基

    E. 母核结构中没有苯环

8. 官能团的呈色反应包括（　　　）

    A. 酚羟基的呈色反应 　　　　　　B. 酮基呈色反应

    C. C_{17}-α- 醇酮基的呈色反应 　　D. 甲酮基的呈色反应

    E. 有机氟的呈色反应

习题十

一、填空及问答

1. 抗生素是指在低浓度即可对某些生物的生命活动有特异抑制作用的化学物质的总称。主要由微生物_____、经化学纯化、_____和结构修饰等过程，最后制成适当制剂。

2. 青霉素类的母核为_____，头孢菌素类的母核为_____，青霉素类、头孢菌素类都属于_____类抗生素，是因为它们的分子结构中都有_____。

3. 四环素类药物在弱酸性（pH=2～6）溶液中可发生_____，在酸性条件下特别是加热情况下，发生反式消去反应，生成_____。而在碱性条件下则C环打开，生成无活性的具有内酯结构的_____。

4. _____、_____是硫酸链霉素特有的鉴别反应；_____、_____是硫酸链霉素和硫酸庆大霉素共有的鉴别反应。

5. 坂口反应是链霉素的水解产物链霉胍特有的反应，是指链霉胍在碱性条件下与_____反应，冷却后加_____试液，显_____色。

6.《中国药典》用_____法检查庆大霉素C组分，因硫酸庆大霉素无紫外吸收，采用_____检测器检测。

7.《中国药典》采用自身对照法控制_____、_____及金霉素的限量。

8. 喹诺酮类抗菌药具有_____的母核结构。由于结构中含有____基及_____原子，故具有_____，易溶于碱和酸中。本类药物一般条件下性质稳定，其分子结构都具有共轭系统有_____吸收。

9. 对于分子结构复杂、多组分的抗生素，其效价测定方法首选_____法。

10. 高分子杂质按其来源可分为_____和_____。

11. 简述β-内酰胺类抗生素的结构及性质。

二、单选题

1. 下列关于β-内酰胺类抗生素错误的是（   ）

A. 本类抗生素包括青霉素类和头孢菌素类。

B. β-内酰胺环的不稳定性。

C. 有手性碳原子，有旋光性。

D. 母核具有共轭系统，有紫外特征吸收。

2. 有一药物与水合茚三酮反应呈蓝紫色；在碱性下加热5分钟后，加硫酸铁铵试液后呈紫红色。此药物是（   ）

A. 青霉素G   B. 四环素   C. 链霉素   D. 庆大霉素

3. 庆大霉素属于下列哪类抗生素（   ）

A. β-内酰胺类抗生素   B. 氨基糖苷类抗生素

C. 四环素类抗生素   D. 喹诺酮类抗生素

4. 下列方法中哪项不可用于磺胺类药物的含量测定（   ）

A. 亚硝酸钠法   B. 高效液相色谱法

C. 紫外-可见分光光度法   D. 银量法

5. 喹诺酮类药物具有还原性，遇光易被氧化，是因为其结构中含有（　　　）

    A.哌嗪基　　　　　　B.羧基　　　　　　C.叔胺N原子　　D.有机氟

6. 链霉素的特有反应是（　　　）

    A.茚三酮反应　　　　　　　　　　　B.硫色素反应

    C.N–甲基葡萄糖胺反应　　　　　　　D.麦芽酚反应

7. 以下哪项不属于盐酸四环素的鉴别试验（　　　）

    A.加硫酸显深紫色　　　　　　　　　B.加三氯化铁显红棕色

    C.加硝酸银产生白色沉淀　　　　　　D.加茚三酮显蓝紫色

8. 麦芽酚反应是下列哪个药物的特有鉴别反应（　　　）

    A.青霉素　　　　B.头孢菌素　　　　C.链霉素　　　　D.四环素

习题十一

一、填空

1.《中国药典》规定片剂的常规检查项目有_____和_____。

2. 检查溶出度的方法有_____、_____、_____、_____和_____。

3. 注射液中含有亚硫酸钠、亚硫酸氢钠、焦亚硫酸钠等抗氧剂，采用容量分析时，常加入的掩蔽剂为_____。

4. 溶出度检查时水浴温度应控制在_____；崩解时限检查时水浴温度应控制在_____。

5. 可见异物是指存在于注射剂、滴眼剂中，在规定条件下目视可以观测到的_____物质，其粒径或长度通常大于_____。

6. 可见异物检查《中国药典》采用_____和_____两种检查方法。

7. 不溶性微粒检查法系指在可见异物检查符合规定后，用以检查_____中不溶性微粒的大小及数量。

8. 片剂中有糖类辅料时，要避免采用_____的滴定液，同时做_____。

二、单选题

1.《中国药典》规定，凡检查含量均匀度的制剂，可不再检查（　　　）

    A.主药含量　　　B.释放度　　　　C.崩解时限　　　D.重（装）量差异

2.《中国药典》规定，凡检查溶出度的制剂，可不再进行（　　）

A.崩解时限检查　　B.主药含量测定　　C.热原试验　　D.含量均匀度检查

3. 取标示量为100mg的苯巴比妥片，按药典方法测定溶出度，测得各片的百分溶出量分别为78.0%、75.4%、75.0%、72.9%、75.6%、76.4%，已知该片剂溶出限量为75%，则该片剂溶出度（　　）

A.符合规定　　　B.不符合规定　　　C.另取6片复试　　D.另取12片复试

4.《中国药典》用碘量法测定维生素C注射液，在滴定前应加入（　　）

A.乙醇　　　　　B.草酸　　　　　C.盐酸　　　　　D.丙酮

5. 平均片重为0.295g，片重为0.311g时，其片剂的重量差异限度为（　　）

A.±7.5%　　　　B.±5%　　　　　C.−5%　　　　　D.−7.5%

6.检查片剂含量均匀度时，若含量差异限度规定为±20%，则符合规定的结果为（　　）

A. $A+2.2S \leq 15.0$

B. $A+S>20.0$

C. $A+1.7S \leq 20.0$

D. $A+2.2S \leq 20.0$

7.含量均匀度复试判断结果时，当$A \leq 0.25L$时，若$A^2+S^2 \leq 0.25L^2$，则结果判为（　　）

A.符合规定　　　B.不符合规定　　　C.合格　　　D.不合格

8. 含量均匀度结果判定中的"A"为（　　）

A.吸光度　　　　　　　　B.峰面积

C.标示量与均值之差的绝对值　　　D.透光率

9.含量均匀度复试判断结果时，当$A>0.25L$时，若$A+1.7S \leq L$，则结果判为（　　）

A.符合规定　　　B.不符合规定　　　C.合格　　　D.不合格

10.含量均匀度复试判断结果时，当$A>0.25L$时，若$A+1.7S>L$，则结果判为（　　）

A.符合规定　　　B.不符合规定　　　C.合格　　　D.不合格

11.碘量法测定维生素C注射液时，加丙酮的作用是（　　）

A.消除盐酸的影响　　　　　B.消除样品中降解产物的干扰

C.水解药物　　　　　　　　D.消除抗氧剂的干扰

12.检查平均片重为0.30g或0.30g以上的片剂的重量差异时，分析天平的感量为（　　）

A.0.01mg　　　B.0.1mg　　　C.1mg　　　D.10mg

13. 溶出度测定的结果判断：6片中每片的溶出量按标示量计算，均应不低于规定限度Q，除另有规定外，"Q"值应为标示量的（　　）

A.50%　　　B.60%　　　C.70%　　　D.80%

14. 取标示量为100mg的苯巴比妥片，按药典方法测定溶出度，测得各片的百分溶出量分别为78.0%、75.4%、64.2%、78.9%、75.6%、76.4%，已知该片剂溶出限量为75%，则该片剂溶出度（　　　）

    A.符合规定   B.不符合规定

    C.另取6片复试   D.另取10片复试

三、多选题

1. 药物制剂的检查中（　　　）

    A.杂质检查项目应与原料药的检查项目相同

    B.杂质检查项目应与辅料的检查项目相同

    C.杂质检查主要是检查制剂生产、贮存过程中引入或产生的杂质

    D.不再进行杂质检查

    E.除杂质检查外还应该进行制剂学方面的检查

2. 用非水滴定法测定片剂中主药的含量时，排除硬脂酸镁的干扰可采用（　　　）

    A.有机溶剂提取法   B.加入还原剂法

    C.加入掩蔽剂法   D.加入氧化剂法

    E.用水溶解过滤的方法

3. 片剂常规检查项目有（　　　）

    A.含量均匀度   B.溶出度

    C.重量差异   D.崩解时限

    E.微生物限度

4. 当注射剂中含有$NaHSO_3$、Na_2SO_3等抗氧剂干扰测定时，可以用（　　　）

    A.加入丙酮作掩蔽剂   B.加入甲酸作掩蔽剂

    C.加入甲醛作掩蔽剂   D.加盐酸酸化，加热使分解

    E.加入氢氧化钠，加热使分解

5. 当注射剂中加有抗氧剂亚硫酸钠时，可被干扰的方法是（　　　）

    A.络合滴定法   B.紫外分光光度法

    C.氧化还原滴定法   D.碘量法

    E.亚硝酸钠法

6. 制剂与原料药分析的不同点有（　　　）

    A. 检查项目不同　　　　　　　　B. 制剂含量测定要考虑附加成分影响

    C. 制剂要作常规检查　　　　　　D. 复方制剂还要考虑各成分间的干扰

    E. 含量计算与表示方法不同

四、计算题及问答题

1. 取标示量为0.5g的磺胺嘧啶片10片，总重为5.326g，研细，精密称出片粉0.5356g、0.5426g，照永停滴定法，用亚硝酸钠滴定液（0.1mol/L）滴定，至终点，分别用去19.80ml、19.90ml。每1ml亚硝酸钠滴定液（0.1mol/L）相当于25.03mg的 $C_{10}H_{10}N_4O_2S$，计算该片剂按标示量表示的百分含量。

2. 取标示量为10mg的维生素 B_1 片20片，总重量为1.2156g，研细，精密称出0.1408g、0.1398g，分别置100ml容量瓶中，加盐酸溶液使维生素 B_1 溶解，并稀释至刻度，摇匀。用干燥滤纸滤过，弃去初滤液，精密量取续滤液5ml，置另一100ml容量瓶中，加盐酸溶液稀释至刻度，摇匀。照分光光度法在246nm波长处测定吸光度分别为0.506、0.495，按 $C_{12}H_{17}ClN_4OS \cdot HCl$ 的吸光系数（ $E_{1cm}^{1\%}$ ）为421计算，则该片剂的标示百分含量为多少？

3. 精密量取维生素C注射液（规格5ml：0.5g）2ml，按药典规定平行测定2份。用碘滴定液（0.0505mol/L）滴定至终点时分别用去22.00ml、21.95ml，每1ml碘滴定液（0.05mol/L）相当于8.806mg的 $C_6H_8O_6$，计算其标示百分含量。

4. 盐酸氯丙嗪注射液的含量测定方法如下：精密量取盐酸氯丙嗪注射液（规格为2ml：50mg）2ml，置200ml量瓶中，加盐酸溶液（9→1000）至刻度，摇匀；精密量取2ml置100ml量瓶中，加盐酸溶液（9→1000）至刻度，摇匀；在254nm的波长处测得的吸光度。按盐酸氯丙嗪的吸收系数（ $E_{1cm}^{1\%}$ ）为915计算，即得。已知平行操作2份，测定的吸光度分别为0.446、0.448，试计算其标示百分含量。

5. 制剂分析有何特点？

6. 什么叫溶出度？检查方法有哪几种？

7. 什么叫含量均匀度？试述《中国药典》含量均匀度检查方法。

习题十二

一、填空

1. 颗粒剂通常需进行_____测定，避免发生黏结发霉。

2. 片剂中的_____ 、_____ 、_____ 等不溶于水，对紫外-可见分光光度法有干扰。

3. 中药硬胶囊剂水分不得过_____。

4. 中药制剂分析工作的基本程序按顺序包括_____ 、_____ 、_____ 、_____ 、_____ 、_____ 。

5. 取样时，当药品包装为箱、袋且数量较大时，可_____，再用取样器从各箱（袋）的_____等各部位取样。

6. 中药制剂的鉴别工作主要包括_____ 、_____ 、_____ 。

7. 《中国药典》中利用薄层色谱法鉴别中药制剂时，根据选用对照品的方法不同，分为_____ 、_____ 。

8. 中药制剂的检查，分为_____ 、_____ 。

9. 与化学药品比较，中药制剂含量测定具有_____ 、_____ 、_____ 等特点。

10. 中药制剂分析供试品预处理常用方法_____ 、_____ 、_____ 、_____ 、_____ 、_____ 。

习题十三

一、填空

1. 体内样品的前处理可分为有机破坏法，去_____法，_____，缀合物的_____及_____法。

2. 常用的有机破坏方法有_____ 、_____ 和_____ 法。

3. 体内药物分析常用的样品种类有_____ 、_____ 、唾液。

4. 在测定血样时首先应去除_____。

5. 去除蛋白质的方法有：加入_____，加入_____，加入_____、加入_____和_____。

6. 气相色谱常用的衍生化方法有_____、_____、_____、肟化等。其中以_____应用最广泛。

7. 常用于填充柱的担体可分为_____、_____和_____。

8. 血样包括____、____和____，是体内药物分析中最常用的体内样品。

二、综合题

1. 学生分组到企业、药检所、研究所、医院调查药物分析在各部门的应用情况，要求写出一篇500字左右的调查报告。

2. 学生分组进行写出某一药物分析方法的研究进展（或分析方法的比较）。

189

习题集参考答案

习题一

二、单选题

1.B 2.B 3.C 4B 5.A 6.C 7.B 8.C

习题二

二、单选题

1.C 2.D 3.D 4.D 5.C 6.D 7.B 8.B 9.C 10.D 11.D 12.A 13.B 14.C
15.C 16.D 17.D 18.C 19.D 20.C 21.C 22.D 23.A 24.B 25.A 26.D 27.C
28.D 29.B

三、多选题

1.BCE 2.CDE 3.ABCE 4.ABCD 5.CE 6.ABDE

五、配伍题

1.B 2.D 3.C 4.A 5.E 6.B 7.E 8.A 9.D 10.C

六、综合题

1.（2）236.5 237.6 平均值：237 符合规定。2.（2）425.7 427.6 平均值：427 符合规定。3.99.2% 99.2% 平均值：99.2% 4.94.1% 93.9% 平均值：94.0% 5.99.8% 符合规定。 6.99.5% 7.102.9% 8.98.1% 9.99.6% 10. n氢化可的松=5385 n泼尼松=7229 R=2.2符合要求。 11.97.4% 12.97.9%

习题三

二、单选题

1.B 2.A 3.B 4.B 5.C 6.B 7.B 8.C 9.A 10.C 11.A 12.C 13.D 14.A

15.B　16.D　17.D　18.B　19.C　20.B　21.C

三、多选题

1.ABDE　2.BDE　3.ABCDE　4.BDE　5.BCD　6.BCE　7.ABCDE　8.ABCE　9.ABE

10.AD　11.AE　12.ABDE　13.ABCDE　14.ABC　15.AD　16.ABD

四、配伍题

1.B　2.E　3.C　4.A　5.D　6.A　7.D　8.E　9.B　10.C

六、问答题及计算题

4. 1.0g　5. 0.0001%　6. 2.0ml　7. 6.0ml

习题四

二、单选题

1.C　2.D　3.B　4.C　5.C　6.D　7.C　8.C　9.D　10.D　11.B　12.D

三、多选题

1.BCDE　2.ABCE　3.CE　4.BCDE　5.ABCE

四、综合题

1.（4）98.7%

习题五

二、单选题

1.D　2.C　3.C　4.C　5.D　6.D　7.A　8.A　9.B　10.B　11.B　12.B　13.A

三、多选题

1.ABCE　2.ABCDE　3.ACE　4.ACDE　5.ACD　6.ADE

四、计算题

（1）F=1.030　（2）99.57%

习题六

二、单选题

1.C　2.A　3.A　4.B　5.D　6.D　7.B　8.C　9.B　10.B

三、多选题

1.BC 2.BCD 3.ACD 4.ABC 5.ABCE 6.ABCD 7.ACDE 8. ACDE 9.ADE

四、综合题

1.（4）8.806 （5）99.3%

习题七

二、单选题

1.B 2.D 3.D 4.B 5.B 6.D

三、多选题

1.DE   2.ACD

四、综合题

（4）96.8%

习题八

二、单选题

1.C 2.C 3.D 4.A 5.C 6.A 7.D 8.B 9.D

习题九

二、单选题

1.B 2.B 3.C 4.D 5.B 6.B 7.B 8.D 9.C

三、多选题

1.ABD 2.ACD 3.BCDE 4.AD 5.ABCDE 6.BE 7.CDE 8.ABCDE

习题十

二、单选题

1.D 2.C 3.B 4.D 5.A 6.D 7.D 8.C

习题十一

二、单选题

1.D　2.A　3.A　4.D　5.B　6.D　7.A　8.C　9.A　10.B　11.D　12.C　13.C　14.B

三、多选题

1.CE　2.AC　3.CDE　4.ACD　5.CDE　6.ABCDE

四、计算题及问答题

1. 98.56%　97.78%　平均值：98.17%　修约为98.2%　2. 103.77%　102.24% 平均值：103.0%　3.97.8%　97.6%　平均值：97.7%　4.97.49%　97.92%　平均值：97.7%

附录

附录1 试液的制备

1. **铬酸洗液** 称取研细的重铬酸钾20g溶于40ml水中，慢慢加入360ml浓硫酸。

2. **酚酞指示液** 取酚酞1g，加乙醇100ml使溶解，即得。变色范围pH8.3 ～ 10.0（无色→红色）。

3. **3mol/L氯化钾溶液** 称取223.65g氯化钾溶于1L纯化水中，将试剂完全溶解即为3mol/L氯化钾溶液。

4. **pH4.00标准缓冲溶液** 取出pH4.00标准缓冲试剂（邻苯二甲酸氢钾），剪开封口，将试剂倒入250ml容量瓶中，加新沸放冷的纯化水适量，振摇使溶解，加新沸放冷的纯化水稀释至刻度，摇匀，即得。pH6.86（混合磷酸盐）的配制方法同上所述。

5. **稀硝酸** 取硝酸105ml，加水稀释至1000ml，即得。本液含HNO_3应为9.5% ～ 10.5%。

6. **稀盐酸** 取盐酸234ml，加水稀释至1000ml，即得。本液含HCl应为9.5% ～ 10.5%。

7. **磺基水杨酸溶液**（1→5） 取磺基水杨酸20g，加水溶解使成100ml。

8. **硫氰酸铵溶液**（30→100） 取硫氰酸铵30g，加水溶解使成100ml。

9. **三氯化铁试液** 取三氯化铁9g，加水溶解使成100ml，即得。

10. **碳酸钠试液** 取一水合碳酸钠12.5g或无水碳酸钠10.5g，加水溶解使成100ml，即得。

11. **稀硫酸** 取硫酸57ml，加水稀释至1000ml，即得。本液含H_2SO_4应为9.5% ～ 10.5%。

12. **醋酸盐缓冲液**（pH3.5） 取醋酸铵25g，加水25ml溶解后，加7mol/L盐酸溶液38ml，用2mol/L盐酸溶液或5mol/L氨溶液准确调节pH值至3.5（电位法指示），用水稀释至100ml，即得。

13. **硫代乙酰胺试液** ①取硫代乙酰胺4g，加水使溶解成100ml，置冰箱中保存。②由1mol/L氢氧化钠溶液15ml、水5.0ml及甘油20ml组成。临用前取②液5.0ml，加①液1.0ml，置水浴上加热20s，冷却，立即使用。

14. **氨试液**　取浓氨溶液 400ml，加水使成 1000ml，即得。

15. **浓氨试液**　可取浓氨溶液应用。

16. **氨制硝酸银试液**　取硝酸银 1g，加水 20ml 溶解后，滴加氨试液，随加随搅拌，至初起的沉淀将近全溶，滤过，即得。本液应置棕色瓶内，在暗处保存。

17. **亚硝酸钠试液**　取亚硝酸钠 1g，加水溶解使成 100ml，即得。

18. **碱性 β– 萘酚试液**　取 β– 萘酚 0.25g，氢氧化钠溶液（1→10）10ml 使溶解，即得。本液应临用新制。

19. **中性稀乙醇**　取乙醇 529ml，加水稀释至 1000ml，摇匀。取此溶液加酚酞指示液，用氢氧化钠滴定液（0.1mol/L）滴定至呈微红色，即得。

20. **氯化钙试液**　取氯化钙 7.5g，加水溶解使成 100ml，即得。

21. **碱性酒石酸铜试液**

（1）取硫酸铜结晶 6.93g，加水使溶解成 100ml。

（2）取酒石酸钾钠结晶 34.6g 与氢氧化钠 10g，加水使溶解成 100ml。

用时将两液等量混合，即得。

22. **稀醋酸**　取冰醋酸 60ml，加水稀释至 1000ml，即得。

23. **盐酸溶液（9→1000）**　取盐酸 9ml，加水稀释至 1000ml，即得。

24. **标准氯化钠溶液**　称取氯化钠 0.165g，置 1000ml 量瓶中，加水适量使其溶解并稀释至刻度，摇匀，作为贮备液。临用前，精密量取贮备液 10ml，置 100ml 量瓶中，加水稀释至刻度，摇匀，即得（每 1ml 相当于 10μg 的 Cl）。

25. **标准硫酸钾溶液**　称取硫酸钾 0.181g，置 1000ml 量瓶中，加水适量使溶解并稀释至刻度，摇匀，即得（每 1ml 相当于 100μg 的 SO_4）。

26. **标准铁溶液**　称取硫酸铁铵［$FeNH_4(SO_4)_2 \cdot 12H_2O$］0.863g，置 1000ml 量瓶中，加水溶解后，加硫酸 2.5ml，用水稀释至刻度，摇匀，作为贮备液。临用前，精密量取贮备液 10ml，置 100ml 量瓶中，加水稀释至刻度，摇匀，即得（每 1ml 相当于 10μg 的 Fe）。

27. **过氧化氢试液**　取浓过氧化氢溶液（30%），加水稀释成 3% 的溶液。临用时配制。

28. **亚铁氰化钾试液**　亚铁氰化钾 1g，加水 10ml 使溶解，即得。本液应临用新制。

29. **氢氧化钠试液**　取氢氧化钠 4.3g，加水使溶解成 100ml，即得。

30. **硫氰酸铵试液**　取硫氰酸铵 8g，加水使溶解成 100ml，即得。

31. **氯化钡试液**　取氯化钡细粉 5g，加水使溶解成 100ml，即得。

32. **醋酸铅试液** 取醋酸铅10g，加新沸过的冷水溶解后，滴加醋酸使溶液澄清，再加新沸过的冷水使成100ml，即得。

33. **醋酸铵试液** 取醋酸铵10g，加水使溶解成100ml，即得。

34. **硫酸亚铁试液** 取硫酸亚铁结晶8g，加新沸过的冷水100ml使溶解，即得。本液应临用新制。

35. **碘试液** 可取用碘滴定液（0.05mol/L）。

36. **钙紫红素指示剂** 钙紫红素0.1g，加无水硫酸钠10g，研磨均匀，即得。

37. **铬黑T指示剂** 取铬黑T 0.1g，加氯化钠10g，研磨均匀，即得。

38. **甲基红指示液** 取甲基红0.1g，加0.05mol/L氢氧化钠溶液7.4ml使溶解，加水使成200ml，即得。变色范围pH4.2～6.3（红色→黄色）。

39. **淀粉指示液** 取可溶性淀粉0.5g，加水5ml搅匀后，缓缓倾入100ml沸水中，随加随搅拌，继续煮沸2min，放冷，倾取上层清液，即得。本液应临用新制。

40. **含锌碘化钾淀粉指示液** 取水100ml，加碘化钾溶液（3→20）5ml与氯化锌溶液（1→5）10ml，煮沸，加淀粉混悬液（取可溶性淀粉5g，加水30ml搅匀制成），随加随搅拌，继续煮沸2min，放冷，即得。本液应在凉处密闭保存。

41. **甲基红–溴甲酚绿混合指示液** 取0.1%甲基红的乙醇溶液20ml，加0.2%溴甲酚绿的乙醇溶液30ml，摇匀，即得。

42. **结晶紫指示液** 取结晶紫0.5g，加冰醋酸100ml使溶解，即得。

43. **高氯酸滴定液（0.1mol/L）** 取无水冰醋酸（按含水量计算，每1g水加醋酐5.22ml）750ml，加入高氯酸（70%～72%）8.5ml，摇匀，在室温下缓缓滴加醋酐23ml，边加边摇，加完后再振摇均匀，放冷，加无水冰醋酸适量使成1000ml，摇匀，放置24h。若所测供试品易乙酰化，则须用水分测定法（通则0832第一法）测定本液的含水量，再用水和醋酐调节至本液的含水量为0.01%～0.2%。

44. **盐酸滴定液（0.5mol/L）** 取盐酸45ml，加水适量使成1000ml，摇匀。

45. **氨–氯化铵缓冲液（pH 10.0）** 取氯化铵5.4g，加水20ml溶解后，加浓氨溶液35ml，再加水稀释至100ml，即得。

46. **硝酸银试液（0.1mol/L）** 取硝酸银17.5g，加水适量使溶解成1000ml。本液应置棕色瓶内，在暗处保存。

附录2 药品检验工作的一般原则

1. 一般原则

药品检验人员必须有高度的责任感和严谨的科学态度。工作时应做到细心、耐心、专心。检验前，应全面了解有关供试品的质量标准规格、检验方法和仪器设备的使用方法及注意事项。

对供试品应仔细审视其代表性，真实性，明确其检验目的，对供试品的标签（包括品名、批号、规格等）、包装、数量、取样方法、外观性状等做出全面的检查。然后按药品标准的顺序进行检验。

2. 记录与报告

（1）记录　记录必须真实、完整、具体。检验结果的写法与药典规定相一致，字迹清晰，色调一致，有检验数据，有计算式。不得涂改（若有写错时，划上单线或双线，而后在其旁边改正重写）。记录内容应包括供试品名称、批号、规格、数量、供试品来源（取样或送样部门或单位）、取样方法、外观性状、包装情况、检验项目、检验方法与依据、收到日期。记录本或记录纸应妥善保存适当时间（一般保存三年），以便备查。

（2）报告　检验报告是对药品质量检验结果的证明书，判定必须明确、肯定、有依据，报告须完整，无缺页损角，有检验数据，有计算单位，有检验者，复核者，负责人签章。字迹清晰，色调一致，书写正确，无涂改。有依据，有判定，有单位公章，无漏项。

检验项目一般分为【性状】【鉴别】【检查】和【含量测定】四大项，每项下再分小项目。每个检验项目必须列出项目名称，检验数据，标准规定，检验结论，检验科室及检验者等六项内容。项目名称应按检验依据中的用语，检验数据要准确有效（无效数据不罗列）。标准规定指检验依据中的规定，检验结论指单项结论。如需用文字描述检验结果，则用语应简洁、确切。

检验报告书中的结论应包括检验依据和检验结果。如：

本品按《中国药典》（2015年版）检验，结果符合规定（或不符合规定）。

本品按《中国药典》（2015年版）检验上述项目，结果符合规定（或不符合规定）。

本品按《中国药典》（2015年版）检验，除××××项目未检，其他项目结果符合规定（或不符合规定）。

检验报告书中的结论只列检验结果、检验依据和是否符合规定。处理意见不在报告中列出，可另行提出建议。

检验记录和检验报告的计量单位一律采用《中华人民共和国法定计量单位》。

所有检验记录，报告书均用墨水笔书写，不得用铅笔。

参考文献

［1］欧阳卉，梁颖.药物分析［M］，2版.北京：中国医药科技出版社，2013.

［2］俞松林.药物分析［M］.北京：中国医药科技出版社，2008.

［3］国家药典委员会.中华人民共和国药典（2015年版）［S］.北京：中国医药科技出版社，2015.

［4］中国药品生物制品检定所，中国药品检验总所.中国药品检验标准操作规范（2010年版）［S］.北京：中国医药科技出版社，2010.

［5］杭太俊.药物分析［M］，8版.北京：人民卫生出版社，2016.

［6］陈郁.药物分析与检验（高级工）实训指导［M］.北京：中国劳动社会保障出版社，2014.

［7］国家药典委员会.药品红外光谱集第四卷（2010）［S］.北京：中国医药科技出版社，2010.

［8］金虹，杨元娟.药物分析［M］.北京：中国医药科技出版社，2015.

［9］欧阳卉，唐倩.药物分析［M］，3版.北京：中国医药科技出版社，2017.